中井久夫と考える患者シリーズ 1

統合失調症をたどる

中井久夫
監修・解説

ラグーナ出版

統合失調症をたどる——目次

カバー作品タイトル／白い風
木彫・写真　クロヌマタカトシ

本書ができるまで

精神科医　森越まや

本シリーズは、統合失調症を深く探究した精神科医中井久夫先生（以下中井）の著作を、患者と医療者がともに読み、新しい統合失調症像をつくりだしていく試みです。

本書の原点は、二〇〇五年、精神科病院のデイケアで作りはじめた一冊の本にさかのぼります。「病の体験を言葉にして力に変えよう」という思いのもとに、患者、医療者が病院の図書室に集まりました。精神病は誰もがなりうる病気であるのに偏見や誤解が絶えず希望を見失いがちなこと、病気になったときに救いとなったのは同じ病気の人の言葉だったなど、患者たちの思いが語られました。編集会議は、突然の病に途方に暮れながらも、ともに心を見つめ、世界を見つめ、その先の道を模索するものでした。出来上がった本に回復の象徴である笑いを掲げて「シナプスの笑い」と名付けました。最初は小さな活動でしたが、投稿作品を募集すると全国から声が寄せられるようになり、これを「仕事」にすべく、二〇〇八年、株式会社ラグーナ出版を設立しました。現在、約三〇名の患者とともに出版、製本業務を行っています。

私は、地域で患者とともに働く経験によって、医療の現場では想像できなかった精神科治療の〝希望のかたち〟が見えてきたように思います。それは、さまざま困難を抱えながらも地域のなかで生きることによって統合失調症は回復するという希望です。

私は、一九八〇年代後半から精神科医として働いてきました。今も昔も精神病の診断は重く、入院もしばしば長期にわたるため、医師として希望を見失うこともありました。

ある女性患者は半世紀を病院で過ごし、私が担当となった後に肺がんを患って転院先の病院で亡くなりました。最後の面会で彼女は私の手にすがり、「私の人生は何だったのでしょう」と泣きました。彼女は病棟でいつも身繕いを整え凛としており、周囲からは気難しいと思われることもあったので、私にとって思いがけない涙でした。亡くなったあと、きょうだいは遺品を一つも持ち帰らず病院に処分を頼みました。

精神科病院の扉の向こうにも暮らしがあり人生があります。病院内では病棟の入り口、保護室の扉など移動のたびに何度も鍵をかけなければなりません。なぜ自分が鍵を持ち、鍵をかけられる側でないのか、目の前の人をどこまで理解できているのか、また当時は、この病気は治らないという悲観論が支配しており、自分は医師として何をなすべきなのかと迷いは続きました。心重く道を見失うとき、私はいつも中井の言葉に救われました。

中井は、「精神には自然回復力がある」とし、「本来統合失調症は、治りにくい病気ではなく、回復を妨害する要因が多い病気である」と書いています。私は現場で迷うとき、自然回復力を妨げないためにどのような治療が必要で、どのような治療は不要かについて考えました。そして、症状に目をとらわれずその人自身と向き合うこと、医師としてのみならず人としてどうあるべきかを学んでいます。

いつしか私は、ラグーナ出版で働く統合失調症の患者とともに中井の著作を読みはじめました。「病気の前よりもよくなることを目指す」などの治療目標は患者の腑に落ち、日々を生きるための確かな力となったことを実感しています。

本書の〝考える患者〟の一人は、「病気を説明する本はたくさんあるのに、病気になったときにどうすればよいか、これからどうなるのかを教えてくれる本がなかった。だからこそ役に立つ本をつくりたい」と語りました。読書会の様子を中井に伝えると、とても喜んでくださり、「それでみんな（患者）は何て言ってるの」「この時期ではみんなどう思っているんだろう」などと尋ねられ、この本が生まれました。

編集を終えて、ある〝考える患者〟は、「多くの人がこの本を手に取って発病を未然に防ぎ、統合失調症を正しく理解してほしいと願うばかりです」と語りました。

第一巻では、統合失調症の経過を丹念にたどりました。どのような状況が発症への準備性を高めるのか、病に圧倒されて言葉でうまく伝えられない前兆期や急性期に患者は何を考え、医療者や家族にどうしてほしいのか、回復期において何が患者の回復を助け何が妨げとなるかを考察しました。

本シリーズは全四巻で、第二巻は症状と治療、第三巻は回復と養生、第四巻はこの病を抱えながら生きることという視点から、統合失調症について考察を進めていく予定です。

　私たちが中井先生から得た希望は、必ず多くの方々の生きる力になると信じています。


　転載を許可してくださったすべての出版社に感謝いたします。なお、本書で使用したテキストの選定、加筆修正の責任はすべて森越にあります。中井先生の膨大な著作、そのひとつひとつの深く豊かな言葉は本書で尽くせるものではありません。中井先生の治療思想に関心をもたれた方は、ぜひ原典をお読みください。

　著作の使用を許可してくださった山口直彦先生、また中井先生の秘書様、対話の場を整えてくださった皆様にも、たいへんお世話になりました。深くお礼を申し上げます。

　中井先生には長時間に及びご指導いただきましたが、「疲れは前払いできないからね」「お役に立てればよいのです」と言ってくださり、穏やかな笑顔で「患者さんからのお墨付きをもらえるんだね」と言われ、この共同作業を喜んでくださったと思います。深く感謝申し上げます。

　最後に、統合失調症を抱えながら今も入院中の方々、地域で暮らす方々、これまでお会いしたすべての方々のおかげでこの本が生まれました。この場を借りて深く感謝いたします。

第一章

統合失調症治療への手引き／中井久夫

本章は、中井久夫「『精神科治療への手引』より」(『中井久夫著作集・精神医学の経験1巻　分裂病』岩崎学術出版社、一九八四年)を底本とし、統合失調症に関する部分を抜粋して編集したものである。(初出は、『精神科治療の手引』永岡書店、一九七六年)

この文章は、一般読者向けに書かれた「統合失調症の手引」である。書かれた年代は古いが、経過の骨子はいまだに新しい。中井の各論に触れる前に、統合失調症の経過が分かるように掲載した。

一．はじめに考えておいていただきたいこと

病人をいかに医療へとつなぐか

「家庭の医学」はいうまでもなく、素人療法のすすめではない。それは何よりもまず、病人を適切に医療へとつなぐ手引きである。

このことはどのような病気についてもいえることである。しかし精神科の場合、このことを特に強調しておかねばならない。

一見健康にみえる

その理由は、まず精神科の病気の場合、身体が、一見健康であるようにみえることである。

身体の病気ならば、病気の重さ軽さがおのずとわかることが多い。はっきりとした苦痛のない場合でも、ばくぜんとした病感があることが多い。もっとも、いそがしい現代人は、こういった病感を軽視して、手おくれになることも少なくない。

自覚がむずかしい病気

精神科の病気の場合も、多くの人は病感があるのだが、それは身体の病よりも一層微妙である。特にはじめて経験する人は、それを病気と自覚することがむずかしい。日頃とは何か違うと思っても、判断力自体が病気に巻き込まれ、

ふだんの自由さを失っていることが多い。そのため、医者に行こうという結論を、自分の力でくだすことはなかなかできない。

しかし、理由はそれだけではない。

打ち明けることがむずかしい病気

たとえ本人が、ひょっとするとこれは病気ではないかと思っても、家族にすら、打ち明けることがむずかしいのである。

これが身体の病気であれば、たいていの人は、家族はきっとすなおに心配してくれて、打つべき手を打ってくれると考える。そしてそれは多くの場合その期待どおりになる。

しかし精神的な病気であると、まったく事情は変わってくる。

不適切な声かけ

つぎにあげるのは、本人が精神的に病気ではないだろうか、とはじめて打ち明けたときの、家族のことばを集めたものである。

(一)「気のせいだよ」

(二)「しばらく休めば治るさ」

(三)「わたしだって忙しくてノイローゼ気味だよ。おまえばかりじゃない」

(四)「このごろおまえ、たるんでいるのじゃないか」

(五)「すこしマラソンでもしたらどうだ」

（六）「受験ノイローゼだね」（そのまま何もしない）
もう少し事態が深刻になると、
（七）「そんなにいうなら医者へでも行っといで」
（八）「うちの家系にかぎって、そんな人いままでに出たことがないんだよ」
（九）「世間体が悪いじゃないか。〇〇ちゃんの縁談にもさしつかえるし」
（一〇）「わたしはおまえをそんなふうに育てたつもりはないんだがね」
（一一）「ふだんからしっかりしてないからなんだ。あしたから早起きして、規則正しい生活をするんだよ」
（一二）「もう就職もきまっているのに」
（一三）「もう少しがんばって、入学してからゆっくり治したら？」等々……。

打ち明けることが難しい理由

このように病気を無視したり、軽くみたり、はげましや規律や、甘やかしでなんとかなると思ったり、病気になったことや、その原因と思われそうなこと、たとえば、本人のふだんの心がけに非難・叱責を加えたりすることが多い。

ところが実は、本人も、家族がこのようにいうのではないか、とおそれて、打ち明けるのを延ばしに延ばしていることが多いのである。病気になる人は、かねがね家族にたいして、非常に気をつかっている場合が少なくない。意外に思われるかもしれないが、家族に無理につれてこられる人もある反面、ひとりで病院にきて、どうか家族に内緒にして欲しいという人も、決して少なくないのである。

また、本人と家族は同じ家族的伝統と環境とのなかで育ってきて、価値観を同じくしていることが多い。一見反抗しているようにみえる人でも、真底は価値観が家族と共通である場合がむしろ普通なのである。

家族的伝統と環境の影響

そこで家族のすすめる対策は、本人が家族に打ち明けるまでに、こっそり実行ずみのことが多い。頑張ることで困難を乗り切るという家族的伝統のなかで育った人は、このごろどうもうまくいかないと感じたときには、まず、頑張ってみようとする。修養書を集めて読む。これで治った人はわれわれのところへ来ないが、ずい分おおぜいいるのではなかろうか。こういう人で子供や甥姪などに高姿勢で説教なさる人がいて、時に困る。患者はそれが成功しないと見きわめて、はじめて打ち明ける気になったのだ。ところが、家族には家族共通の伝統は意識にのぼらないので、頑張っていないからこうなったのだと考え、もう一度頑張らせる。軽いカゼはマラソンをすれば治る。しかしある程度以上だとこじらせて肺炎になる。多分、後者に当る人しかわざわざ精神科までおいでにならないだろうとわれわれは考えてかかる。それでまちがいないどころか治療の開始の時機を失しがちである。さらに、これに本人の自尊心や家族の体面がからむと、なおさらおくれはひどくなる。そればかりでなく、まず売薬や民間療法ですませたり、精神科以外の医師に頼ろうとしたり、知り合いの医師に頼んだりする。家族や友人が、精神療法を買って出たりする。献身的に看護したり、いうことを何でもきいてやりながら、ときのすぎるのを待つことがある。精神病院についてのよくない噂や、新聞記事がこの態度を強め正当化する。

しかし、これらの方法が無効と判ってもなおしがみつくのは、自分が、あるいは家族の一員が病気であり、現に苦悩しているという事実をごまかし、臭いものに蓋《ふた》をしてすませようとする点が問題である。民間療法をすべて無効だとはいわない。問題はかかり方・かからせ方である。気休めでも、できるだけ軽くいわれたい、できれば何でもないといわれたいといった心理に迎合してしまうことが少なくないのである。

家族が巻き込まれる病気

一言にしていうならば、精神科の病気においては、本人だけでなく家族も巻き込まれる。身体の病気には冷静に対処できる家族も、その一員が精神病になれば、平静になれないことも多い。非常に不安となる。さきにあげた無視や非難や激励も、不安の裏返しであるという面がある。

不安になって当然である。家族が病気になって不安でないという人こそ、気持のうえで無理をしているに違いない。ただ、不安にふりまわされて行動しては本人のためにもならず、家族の苦しみも長びく。精神科の治療には、他の大きな病気と同じく、強がりやごまかしは有害である。治療は他人でなければ荷えないような厳粛さをもっている。

医療には「正門から訪れる」

たとえ精神科医であっても、家族の不安に振り回されたり、迎合しては治療はうまくいかない。紹介患者は決して、一般患者よりもよく治るわけではない。特に社会的な圧力や大きな贈物、あるいは招待などで、医師を動かそうとすれば、医師の自由な判断力がせばめられがちである。信頼できる病院・医師を調べたうえで「正門から訪れる」のが、もっともかしこいかかり方である。

本人と家族と医療陣の三者の呼吸を合わせる

統合失調症系の病気は、精神医学の最大の課題である。これほど精神科医が本腰を入れて取り組まなければならない病気はない。医者だけではなく、本人と家族と医療陣の三者の呼吸が合わなければ、この病気の治療は第一歩からつまずくものである。

二．統合失調症の特色

一人一人が違った病気

知能と意識が障害されない

統合失調症の診断と治療のむずかしさは、一人一人が違った病気とさえいってよい点にある。これは躁うつ病がどの人に起こっても、だいたい似た症状を起こし、似たコースをたどるのとは大きな違いである。

「一週間の統合失調症」とよばれる、ごく短期間のものがあるかと思えば、生涯を病院の外へ出ることなく送るものもある。

激しい錯乱を起こす人もあり、どんな事件にも顔色ひとつ変えない人もいる。幻聴をたえず聞き、妄想に悩まされる人もあれば、幻覚も妄想もまったくない人がいる。ただ、知能と意識が障害されないという点では、すべての人が一致している。

どういう症状があれば統合失調症といえるのか、という点でも、学者のあいだに意見が分かれている。原因についてはなおさらである。

統合失調症は、もともといろいろの病気と考えられていたものを、ある共通点でまとめたものである。まとめた人は、近代精神医学の基礎的な枠組みを作った人であった。しかし、少数派ではあるが、このまとめ方は強引であるからやめて、多くの病気に分けようという主張もある。

しかし、統合失調症という名でまとめられている病気が、一つであろうと、多数であろうと、実はそれがまったく病気ではない、または治療の必要がない、と考えている人は少ない。

三. 幼年時代

統合失調症の経過をたどる

ここでは統合失調症になりやすい人を、その幼年時代から順を追い、人生の曲がり角で病気になりやすいか、また、そこでどんなあらわれ方をするかを述べることにする。それが、いまの段階ではいちばん適切であり、わかりやすいと思うからである。

手のかからないおとなしい子

幼年時代にも統合失調症はあるといわれるが、あっても非常に少ない。ただ、小児自閉症が子供の統合失調症であるかどうかはいまだに懸案である。違うという人が多いが、決定的ではない。

統合失調症になった人のお母さんに、本人の幼年時代をきいてみると、反抗するとことのない、手のかからないおとなしい子でした、という答えがかえってくる。子供のころの逸話は誰にでもあるものだが、統合失調症になる人には逸話が少ない。本人も幼年時代の思い出がなく、いちばん古い記憶が小学生時代だということがある。

過保護でした、甘やかしましたと告白する母親がいるが、よくきくと、子供のほうでは甘えたり、無理を通そうとしていないことが多い。わがままな子供なので手がかかったのではなく、なにか保護しなければいられないような、不安な気持ちを母親が起こした場合が多い。

置き去りにされる恐怖

実際、そのような子供は従順さのなかに、敏感できずつきやすい心を秘めている。人との交わりを、一方ではあこがれながら、つき放されるときの恐怖のために、人から距離をとり、ひとり遊びを選ぶようである。

一般に子供はみな、自分が無力でひとりでは生きて行けないことを、本能的に知っている。子供の最大の恐怖は、置き去りにされる恐怖である。子供が甘え、だだをこね、反抗し、抑制をふり切って、外へとび出して行こうとするのは、実は、決して両親に見捨てられることはないという、根本的な信頼があってのことである。深刻な夫婦げんかは、子供をたちまちお利口にさせる。置き去りにされる危険が増大するからである。

根本的な信頼の欠如

将来、統合失調症になりやすい子供には、この根本的な信頼が非常に欠けているように思われる。それがなぜか、子供のせいか、親のせいなのかはにわかに断言できない。しかし、この安心感がないため、そのような子供は三歳から五歳という重要な時期に、家庭の保護のもとに、反抗し、甘え、自己を主張するという、将来の社会生活の予行演習をすることができない。よくみると、むしろ一家を無理にまとめるという重荷がかかっていることも多い。

四．学童時代

病気が表面に現れない時期

小学生時代は、身体の病気も心の病気も、もっとも表面に現われない時期である。心の病気についていえば、てんかんのほかはチック症と登校拒否ぐらいしかない。そして小学生の登校拒否は、思春期の登校拒否よりも統合失調症との関係がはるかに少ない。それは子供のうつ反応であることが多い。

将来、統合失調症になる子供が、この腕白《わんぱく》全盛時代に、いじめっ子の的《まと》になりそうなのに、それが比較的少ないらしいのは、彼らがすでに幼年時代に、巧みにめだたぬ術を会得しているからであろう。

反抗期がないということ

ただ、反抗期を通り抜けた子供ならば、小学生時代には、親が眼の前にいなくても、親は自分を見捨てないと確信し、次第に大胆な独立行動をとり、この時期の中心課題「競争、妥協、協力」のコツを仲間との遊びの中で身につけるようになるのに反して、反抗期を経験していない子供はそれができない。三歳から五歳にかけての反抗期は、子供の側からみれば、親の愛情が反抗によってゆるがない、信頼ができるものであることを身をもって体験する時期であろう。この体験がない場合、それまでひとり遊びをしていた子供は、五、六歳のころから、かえって親から遠くはなれなくなるようである。

五．思春期――青年期

もっとも発症しやすい時期

ある意味では、徹底した現実主義者である小学生の時代をすぎると、事件の多い思春期と青年期である。十五歳から二十五歳までの十年間は、統合失調症の発病がもっとも多い危険地帯である。

新しい変化

思春期は、ある意味では、小学生時代よりも、その前の幼年時代に似ている。第二反抗期とよぶ人もいるくらいである。第一回の反抗期よりも大きく、本格的な規模で、家庭から独立し、将来の方向を定め、個人として、他の個人と深い関係をむすばねばならない。その一方、自分のなかに起こる新しい変化、すなわち性と攻撃性の奔出《ほんしゅつ》を受けとめ、何とか自分のものにしていかねばならない。また、知性の急激な伸びに応じて、精神の眼に映る世界もにわかに広がり、いままで信じて疑わなかったものの価値もあやしくなり、ものの表裏がみえてくる。

それまで辛《かろ》うじて保たれていた精神の平衡は、これらのいずれによっても危うくされがちである。

きっかけや症状がはっきりしない発症

小学校の末期から、中学生にかけての統合失調症は、ほとんど目に見えるほどのきっかけがなくて起こり、いつ起こったかわからないことが多い。初潮や精通（初射精）の後に起こることもある。転校や引っ越し、あるいは学校での脅迫がきっかけとみえることもあるが、これらはたまたま病気のはじまりの引金を引くだけである。

自分がロボットになったみたい

症状もはっきりしない。この時期には、統合失調症らしい症状の人は、実は統合失調症でなくて、統合失調症らしくないなかに統合失調症が混じっている、という学者がいるくらいである。実際、大人の場合ほど統合失調症のはじまりが本人をおどろかせないらしい。「まわりが突然生き生きした感じがなくなり、何だか自分もロボットになったみたいだったけど、人に話しても仕方ないと思ったので、そのまま学校に行ってました」という調子である。

病気のはじまりとして思い当たること

学校の成績が急に下がったり、性格が急に変わったり、突然暴力を振るうようになったり、何となく元気がなくて、自室にこもり切りになったりするのが、実は病気のはじまりであることが多いが、それはたいていはあとになって、あれがはじまりだったと思い当たることである。これらはこの年ごろには病気でなくとも、ふしぎでないからである。

早くはじまった病気ほど、治療の手がかりが少なく、治りもよくないといわれている。しかし短期間で自然におさまり、あまり跡を残さない軽症も多く、ただ精神科医の目にふれず、まわりも気づかないだけのことであるらしい。

突然の変化

高校の初期にはじまる統合失調症は、家族に難題を吹きかけ、暴力を振るうというはじまり方をすることもある。この場合、幼少年時代にはまったく反抗らしい反抗をしない子が、突然暴力を振るうので、家族は愕然《がくぜん》とするわけである。逆に、突然高級な書物を買い込み、自室でノートにしきりに何かを書き込んでいるという場合もある。深刻なその他の病気を心配して、家族に治療をせがむ場合もある。しかし、これらは青少年期にありがちな出来事といえばいえる。ただそのなかに、病気のはじまりが混じっているというだけである。医師にとっても、診断のむずかしい場合が非常に多い。心理テストが唯一の手がかりという場合さえまれでない。

六．成人

十七〜十八歳

成人型の統合失調症はだいたい十七〜十八歳ごろからはじまるのが普通である。もっとも思春期にはじまる病気が、途中から成人型に変わることもある。成人型の統合失調症は幾分まとまって話すことができる（巻末図参照）。

（一）発病への階段

ゆとりから無理へ

それはけっしてゆとりをもって生きている状態からはじまることはない。最初には、いわば無理をしている状態がある。たとえば、突然勉強をはじめるとか、にわかに勤勉になるとか、熱烈な片想いをするとか、何かに凝るとか。このことが、今まで控え目な、人から距離をとり、他人に心の中をうかがわせないような生き方をしていた人に起こるので、周囲は戸惑いながらも、まとも

〝一念発起〟からあせり・不安へ

になった、正常になったと、思うことが少なくない。

この〝一念発起〟は、次第に他のことを考えるゆとりをなくさせる。自分の価値を高めるか、逆に低めるようなことしかできなくなる。つまり釣をしたり、散歩をしても別に自分の価値は上がりも下がりもしないが、そういう行為は次第にしなくなる。そのうちに追いつめられた感じ・あせり・不安が強まる。緊張が高まり、眠れなくなり、毎晩同じ悪夢を見たり、頭痛がしたりする。ついで、追いつめられた感じが、実際に何者かに追われている感じに変わる。不安は、あたりにただならぬ気配がただようという感じに変わる。次第に何事も、偶然と考えすごせなくなる。たまたま通りかかったところに、店員が水をまくと自分に特別の悪意をもってしたように感じる。「おたずね者」の気持ちに近くなる。自分の心の秘密が、人にみすかされているような感じも起こり、人に会ったり、外へ出るのがこわくなる。人にひどく迷惑をかけたり、害を与えている感じをもつこともある。

不安からただならぬ気配へ

ゆとりへと引き返す方法

非常に気分がふさぐ場合も、はしゃぐ場合もあり、躁うつ病と間違えられる。また砂をかむように、索漠《さくばく》とした気持ちになることもあり、〝ノイローゼ〟と自分で思う。ここで一念発起の目的が達成されたり、無理がたたって身体をこわし、休養を強制されたり、たまらず眠りこけてしまえば、緊張は次第に下がり、多分病気にならなくてすむ。

（二）発病

心のゆとりがまったくなくなる

自分のことが言われている

自由のない窮屈な世界

あるところから先は引き返しができない。それはすべてが自分にとって偶然でなくなり、しかも、そんなはずはないと考え直す心のゆとりがまったくなくなった時点である。すべてが自分にとって何かの意味をもつ。その意味は、たいていは自分をあてこする意味であるが、ときにはおだてる意味合いのこともある。その意味が浮かんだとき、考え直す自由、考え流すゆとりがない。机の上にマッチの空箱があれば、それは自分がちっぽけで、からっぽだということを、自分に思い知らすために誰かが置いたのだ。ついには、テレビや新聞記事も、自分にとって偶然でなくなる。遠くで沈んだ船でも、自分が沈めたように思われ、株の変動は暗号で、自分のことが書いてあるように思われる。自分が何かを思えば、他人の表情は直ちに変わる。自分の内面は他人に筒抜けなのだと考える。

統合失調症の人は、自分が病気だと思わないことが多いが、けっして楽なものではなく、非常に窮屈だという感じは、ほとんどすべての場合にある。偶然のない世界、自由のない世界、逃げかくれのできない窮屈な世界である。

空耳が聞こえる

普通の人の声とは違う、空耳が聞こえてくることもある。この〝幻聴〟は呼びかけてくる場合も、ひとりごとの場合も、対話の場合もあるが、すべて自分に関係している話であり、けなしたり、おだてたり、脅かしたりする内容である。

考えがまとまらない

考えは次第にまとまらなくなり、飛躍したり、自分の考えではないものが混じり込むように感じたり、突然止まったりする。考えが抜きとられるように感じたりする。

ただごとではないという感じ

このころには、周囲の人もただごとではないという感じをもつ。たいていの病人はなんらかの表現で、自分のなかに起こっていることを周囲の人に漏らす。ただ周囲を信じられないため、「親が食事に毒を入れた」「殺そうとしている」などと、いい出すことがある。

絶望的な人間不信のなかでの行動

この奇妙な状態に陥ったのは、誰かの陰謀《いんぼう》ではないかと思い、「出る釘は打たれる」という気になる。何かの組織にあやつられていると思うこともある。誰も信じられなくなり、周囲の人の中味が宇宙人の魂と変わってしまっている気がすることも多い。その一方では、藁《わら》をもつかむ気持ちになって、あまり親しくない人、昔の友達、行きずりの人にたすけを求めて、びっくりさせたりする。本人の頭の中は、恐怖・不安・あせり・疑いで

必死の思いが通じない

世界中の物がいっせいに叫び出す

自分が何者かわからなくなる

平地で遭難する

いっぱいだが、外からみると、茫然《ぼうぜん》と突っ立ったり、夜も寝ずに騒いだり、ひとりごとをいったり、ひとり笑いをしていることしかわからない。必死の思いを一言二言にこめていうが、相手にはとうてい通じない。

極期に達すると、頭の中の考えも外界の印象も、無数の意味のきれはしと結びつき、頭の中で乱舞して、考えはまったくまとまりを失う。体もバラバラになった感じがする。皮膚に異様な感じがして、服など着ていられない。電流が体にかかっているような感じがする。世界中の物がいっせいに叫び出したような感じがする。耳をふさいでも追っつかず、いてもたってもいられない。恐ろしいようで、恍惚《こうこつ》としたような感じ、夢のなかのようでいて、極度にさめている感じである。世界のことは、全部わかってしまったようでもあり、世界全部が謎のようでもある。このような状態から抜け出せずにいると、自分が何者か、まったくわからなくなる。○○という名で呼ばれている一個人にすぎないという実感がなくなる。男か女かさえわからなくなることがある。特別の人間、神、不死の人と思うこともある。万能の人間のようでもあり、同時にまったく無力で、操られっ放しのようでもあると思う。

これらの異様な感じのなかで、統合失調症にしかあらわれないものは、実は全くといってよいほどない。出産直後や重い身体病のときに起こる、精神病状態にもそれは起こる。ただこれらを山での遭難にたとえれば、統合失調症の人は、平地で遭難する人ということができよう。

恐れや望みの根源

実際、統合失調症状態のなかで考えることは、誰もが心の底にいだいている、恐れや望みと関係がある。人に迫害される恐れは、われわれが心の底にもっている、共同体から仲間はずれにされる恐怖と関係しているだろう。逆に人を害するとか自分が何かに操られているという感じなども、自分がほんとうに信じられるのかという、大問題とつながっている。特別の人間だ、神だというのも、七十二億人の人類の一人として、一生を終えねばならないという人間の基本的条件に対する不満に関係があるだろう。誰もが多少は心の底にもっているが、いっても仕方がないことなので、とりあげないだけかもしれない。また、自分が何者かわからなくなるといっても、それでは、誰でも自分が何か、はっきりわかっているだろうか？

小さな問題が大問題となる

したがって、学者のなかでも、統合失調症は非常に人間くさい病気だと思う人と、常人には了解できない内容を話す病気だ、と主張する人がいて、決着がつかない。

どちらにしても、神経症が大問題を小問題化しているとすれば、統合失調症は小問題をいやがうえにも大問題化していると考えられる。実際、統合失調症の再発の場合に、特によくわかることだが、些細な失敗やゆきづまりが、たちまち人生を賭けた大問題になってしまう。問題を局地化する傾向が弱いといってもよかろう。

あせりの解消をめざす

一般に行動が派手で、重症とみえるものほど薬物の効果もよく、症状が消えるまでの時期も短い。統合失調症状態のなかで提出される問題は、その人にとって人生上の大問題であるけれども、その人がいま一挙に解決できるような問題ではない。そもそも人間が解決できない問題もあり、一般に、あせりのかたまりのようになっている統合失調症の状態の人が担いとおせる問題ではない。そこでとりあえず、ひたすら精神の鎮静をはかり、あせりの解消をめざす必要がある。このように筋道をたてて話せば、病気の人の合意を得られることも多い。病院に入院することは、不自由が多くても、単純で一時的な人間関係の環境であるから、一つの救いであることが多い。

押し問答をしない

よく、「君は病気だ」「いや病気でない」と、家族と本人が押し問答をしていることがあるけれども、痛くない病気は、その持主に病気とわかるはずがないので、これは無理なことである。ただ身体の病気では、医者を含めて、人間への信頼は一応あることが多いので、あまり問題にならぬだけである。それでも「何でもありません」といってくれる医者をもとめて、病院を転々とする人がい

治療を受ける判断のむずかしさ

る。精神病の場合、実は「頭が狂っている」から、治療を受ける判断がつかないのではなく、医者を含めてまわりのいうことを、信じてよいかどうかが疑わしいから、押し問答になると思われる。本人の実感に即して、「追いつめられた気持ち」を汲み、しかし「あせりの塊りのようになっていれば、解決できるはずのことも解決できない」と話すのが、いちばん相手の気持ちにかなっていることが多い。精神病であるということは、胃潰瘍やリウマチを指摘するのと違い、「お前のいうことはきく値打ちがない」という意味を含むので、これでは頼みの綱の家族・友人から見放されたと、本人が感じても当然である。

ゆとりを提案する

「そんなに追いつめられた気持ちでいて夜も眠れなければ、思い過ごしをするかもしれないし、病気になっても不思議ではない。まず休養をして、ゆとりを作ってから考えてはどうか」とすすめるほうが理にもかない、本人の気持ちにも近い。

妄想をムキになって訂正しない

〝妄想〟をムキになって訂正することはよくない。はじめは「どうもそんな気がする」程度のことが、「絶対にそうだ」と固まってしまう。人間に対する信頼が全体としてゆらいでいるときに、周囲がムキになって、本人の言い分を否定すれば、ますます怪しいと思うのが自然であろう。

(三) 回復

治ったと思ったときに気をつけること

さて、ここで治療によって〝妄想〟や〝幻覚〟が消え、本人も楽になったと感じるときがきたとする。本人は家庭・職場・学校にしきりに戻りたがる。家族も、もう治ったと思いがちである。突然夢からさめた人のように、いままでの〝妄想〟や〝幻覚〟をことこまかに生き生きと語ってくれるのでもう大丈夫と思うのも無理はない。

自殺の危険地帯

このときほど大事な時期はない。このときほど気持ちが不安定なときはない。いままで、自分がまわりに苦しめられていると思っていたのが、全部間違いで、まわりに迷惑をかけていたのは、実は自分だったというのは、実につらい認識である。ここで自殺する人が少なくない。治療はそれまでは応急処置で、これからが本番だといってよいのである。

改善のきざしの特徴

この時期には薬の副作用が急に出たり、身体にいろいろな症状が出やすい。虫垂炎になったり、微熱が続くこともある。それまではだいたい便秘しているものだが、ここで突然下痢したりする。それまではだいたい夢を覚えていないものだが、ここで悪夢にうなされたりする。すべてこの転換期の特徴であり、改善のきざしであることが多いから、不安になるのは間違いである。

繭に包まれているような感じ

この時期を過ぎると、茫然としている時期が続く。本人にとっても、まわりからみても、何か霞の向こう側にいるような、半透明の繭《まゆ》に包まれているような時期である。口をあけてよだれを流していたり、ぶくぶく肥ってきたり、寝てばかりいたりするので、周囲も本人も、精神能力が下がったのではないかと心配する。特に周囲はスパルタ式に、無理をしてでも積極的な生き方をさせねばと思う。

無理を強いず、あせらない

この時期は、実は、非常に重要な再調整の時期である。無理を強いず、本人のあせりが出ればそれを抑え、柔らかに包むような保護のもとで、過ごす必要があると思われる。勤勉本位のわが国では、本人も家族も医師さえも、早く社会で働かせようとしがちである。しかし、それは間違いだと思う。

治療という大仕事

統合失調症の急性状態は、それ自体は実りのないものであるにせよ、限度をこえるほどの大仕事である。そのあとに、このような「繭の時期」がくるのは、極めて生体の理にかなったことである。この、一見、茫然としている状態の裏に、精神的・生理的に、徐々に再生の準備がすすんでいると考えて欲しい。

大きな決定をしない

ここで、人生上の大きな決定をすること、させることは、ぜひともさけて欲しい。こまごまと指図して、しつけようとすることは実りなく、有害でさえある。そういうことは枝葉の問題であり、幹がしっかりしてくれば、外から指図するまでもないことである。働いて働けないわけではないが、レベルの高い仕事につけない。再生しつつある生体のリズムはめまぐるしい現代社会のテンポに合わないのが当然である。

(四) 社会復帰

回復に悪影響を与える要求

一般に、進学・復学・休職期限に合わせて治療を求めるのは、止むを得ない事情のためとわかっても、求められる医者の側からすれば、それだけ本格的なコースをやめて、応急処置的な治療法に訴えることになってしまう。身体の病気では、期限を切って治療するよう求めない人でも、精神の病気では何とでもなると錯覚しがちである。医者が無理をすれば、患者の無理と同じく、治療の結果に悪影響があるのは当然のことである。

家族が見放さないこと

この時期は急性期の数倍の長さがある。最低八、九カ月、数年におよぶこともある。この時期に、家族が見放さないことが大事である。入院している場合、規則正しく見舞って欲しい。見放された感じを本人がもてば、「親は自分が勉強のできたときだけ、羽振りのよかったときだけ、自分を可愛がってくれた。親は（家族は）自分が可愛いのではなく、ただ勉強（仕事）のできる子が欲しいだけだったのだ」と思うし、そう思うのが自然であろう。根本的な信頼関係を確かめるうえで、非常に重要な時期である。本人にこまごまと指図したり訓戒したりすることは、医者のいうことと矛盾する場合もあり、本人を迷わせる。しかし、医者は病気になる前の姿はみていないのであるから、病気になる前と今との相違など、会ったときの感じを医者に教えることは非常に役に立つ。

回復のあらわれ

この時期は徐々ながら回復するものである。この時期を抜けたことは、素人目にもはっきりする。本人にとっては、季節が味わえるようになったと感じることが、そのあらわれである。周囲からみても、男ならば行動にはずみが出てくるし、女ならばこんなに美しい人だったかと、おどろくことが多い（医者や看護師は、以前の姿をしらないから）。ただ、これは統合失調症に限らないことであるが、精神科の病気の場合、病気になる前とはいくぶん違った性格になる。

性格が変わる意味

このことはあまり好ましいことではない、と従来考えられてきたけれども、必ずしもそうでない。前と同じ性格に戻るということは、もう一度、同じ病気を繰り返す可能性が高いということである。事実、そういう場合に再発例が多い。

再発のきっかけ

行動に生気が出てきた時期でも、まだ手放しで喜べない。第一に職場復帰・復学・就職・進学・結婚などで、おくれをとり戻そうというあせりが出がちであり、このあせりが、再発のきっかけになるからである。一般に本人がいい出しても、十分ゆとりができるまで待つようにすすめるほうがよい。剣が峰を歩ませるようなことが長続きしないのは、健康者も病気を経験した人も同じである。

健康者が病気にならない理由

ただ健康者は無理をすれば、自分に嫌気がさしたり、眠くなったりして、おのずと自分に合ったコースが定まり、自分に合ったペースで生きることができる。がんばっても身体の故障が起き、何かの症状が自覚され、そこで休む。

再発の警報を無視しない

精神科の病気になりやすい人、特に再発しやすい人は、このような自然の警報が、うまくはたらかなかったり、警報を無視する人である。特に統合失調症の場合そうである。しかも自分には苦手なことに取り組む傾向、大問題・難問題から手をつける傾向がある。些細な問題に出あっても、関係をたどって大問題にしてしまう傾向がある。

薬が合っている目安

相当期間、向精神薬を飲み続ける必要があるのは、この身体の警報にいやでも耳を傾けるようにするためとも考えられる。向精神薬は、無理をするとてきめんに眠くなったり、だるくなったりさせるからである。ゆとりのある生き方をしているかぎり、適量の向精神薬は、まったく何の特別な感じも起こさない。

ゆとりの生き方を身につけるために

病気を経過することによって、かえってゆとりのある生き方を身につける人がある。しかし逆に、ますますあせりに身をまかせる人もある。

社会的地位の高い人は、かえってこのゆとりをもてないことが多い。逆に非常に貧しい人、家族的支持の少ない人も、あせらざるを得ないであろう。しかし、そのほかに、家族の伝統が非常にゆとりのない生き方、ぎりぎりの生き方をするように固まっていたり、またある特別の生き方をしなければならないように定まっているときは、病気から治りつつある人は、ゆとりをもつことがむずかしい。こういうときは、本人が家族から一定の距離をとった生き方をすることが大事である。

不安とあせりの関係

不安とあせりとは、表裏の関係にある。そして不安もあせりも伝染する。特に家族の内部など運命的につながっている人には、すぐ伝わるものである。

一般には病人がよくなってゆくにつれて、家族の不安は静まる。しかし、なかにはかえって増大する場合がある。この場合は、家族と医師が話し合い、家族の不安を解消していかねばならない。必ず何か問題がある。

一般に入院している人を迎えるまでに、受け入れる際の心構えを医師と話し合っておく必要がある。

病気の激しかったときのことを話題にしない

どの家庭にもあてはまることは、まず病気の激しかったときのこと、病気のはじまる直前のことを、話題にしないことである。それは医師も、してはならないこととされている。退院する人を迎え入れる部屋は、いくぶん模様替えをしたほうがよい。たとえばカーテンをかえ、夜具のカバーをかえるだけでもよい。

個人の秘密はそっとしておく

入院前に買い集めたりしたものを、無断で捨てることはよくないが、散らかったままにせず、きちんと包装し、しまうのがよい。日記は読まないほうがよい(日記と夢は家族も立ち入ってはいけない、もっとも深い個人の秘密である)。総体に身体の病気で退院してくる人を迎えるのと同じ態勢がよいのである。

病気の直前に会った人は、本人が望まぬかぎり、しばらく会わないほうがよいと思う。職場の人ともなるべく後回しのほうがよい。これがあせりのきっかけになるのは、身体の病気の場合とかわらない。

休むのが下手な病気

精神病をした人が怠け者であると、世間や家族はもとより、本人さえ信じていることが多い。しかしこれほど真相から遠いものはない。病気になりやすい人、病気をした人は、休むのが下手なのである。その結果、働けないようにみえるにすぎない。再発する前には休みなく働き、そのうえ英語学校に通ったり、何かの資格をとろうと、張り切ったりしていたことが多い。一般に突然張り切ることは危険信号と考えたほうがよい。

ゆとりが生まれてから行動する

レベルをおとして再就職というコースが多いようだが、はじめはアルバイト

〝神経〟を使う職場は向かない

小問題から手をつける

で、小手だめしをしながら、本格的就職は十分に気持ちのゆとりがうまれてからするほうが、レベルをおとさずにすむ。

頭を使う職場や、身体を使う職場のほうが〝神経〟を使う職場にくらべ、よい。セールスマンは、時間的には自由な点が有利であり、苛酷なノルマさえなければ駄目といえない。一般にミスを許されない職場、うしろから監視されている職場、残業しないと忠誠を疑われる職場は向かない。安心しておれる感じが何よりも大切である。しごきの激しい職場、職場への心情的忠誠を態度で示しつづけないと非難される職場、人の顔色をうかがわねばならない職場、派閥争いの激しい職場はさっさとやめるのがよい。

一般に嫌なことはしないですむ、と考えて生きるのが大事である。統合失調症に傾きやすい人は、だいたいにおいてものがみえすぎる。重要な問題がわかるため、それから解決しようとする。しかし、そういう問題はだいたい解決に時間がかかるので、その間に放置しておいた小問題に足をすくわれる危険がある。小問題から手をつけるほうがよい。また、複雑でも完全な解決法を好む傾向がある。しかし、解決法は簡単であればあるほどよいのである。さらに知的に論理的道筋をたどって、解決する傾向がある。そういうのに適した問題もあるが、人生の問題のなかには、待っているうちに自然消滅する問題のほうが多いことを、たえず念頭においてほしい。待つことができれば、破綻《はたん》することは少ない。

（五）結婚

治療につれてものの見方が変わっていく

結婚は、人生上の重大な決定であるから、治療の初期にはしないほうがよい。特に精神科の病気の場合、治癒していくにつれて、ものの見方が変わっていく可能性があるからである。結婚は義理でするものでないのはいうまでもないが、結婚すれば治るだろうと周囲がはからうのは、結婚相手を道具と考えることで、許されない。

病気は結婚の障害ではない

しかし、見合いでも恋愛でも、当人同士が求め合うとき、かつて病気をしたことは絶対の障害ではむろんない。結婚は生き方を変える一つの大きな機会であり、よい結婚は一般に病気から遠ざからせる力がある。ただ、結婚へのコースを進むにつれて、本人のあせりや不安が高まるときは、無意識にためらいがあると考えて、行きがかりにとらわれるべきではない。

秘密をもたずに結婚する人間はいない

性格は反対でも価値観に共通なものがあれば、結婚はうまくいくものである。問題は、病気や入院の事実を相手に告げることのよしあしである。このよう

新婚旅行は発症の危険地帯

な秘密を抱いて結婚することは一つの負担である。しかし、たとえ夫婦でも、相手に告げて実らない秘密、戸惑わせるだけの秘密は告げるべきではない。心の秘密をもたずに結婚する人間は地上にはない。おたがいに秘密をさぐり合うことでなく、相手が秘密をもっていることを許し合うのが、人間同士の信頼である。ただ、秘密をかくすために、無理をすることはよくないので、たとえば、「眠れなくなると考えこんでしまったり、気をまわすところがある」ということを知らせておくのは必要である。一般にあまりに過去を詮索《せんさく》する人は、結婚の相手として上々とはいえないので止めて損はしない。

結婚は一般に女性のほうが成功しやすい。ただ精神主義的な信条を振り回す男性や、ピリピリした男性を夫に選ぶのはさけるほうがよいと思う。複雑な大家族もすすめられない。

最近の風潮にのった長い新婚旅行、とくに海外への旅行は、時差の関係で睡眠のリズムを乱すのでさけるべきである。できれば、一カ所のホテルに、じっくりと落ち着いて数日を過ごすほうが、あわただしく転々とするよりもよい。これは病気をした人にかぎらない。新婚旅行は、精神病が発病しやすい危険地帯の一つだからである。同時に新しいことを二つ以上することは、誰にもすすめられない。

子供を産むかどうか

　子供を産んでよいかどうかは、夫婦の組み合わせを考えずには答えられない。結婚に引き続く妊娠をさけたほうがよいのは、続けざまに新しい体験をするのが負担であり、夫婦の信頼関係ができあがってから、親になるのが順当だからである。

（六）最後に

生きにくさ

　統合失調症になりやすい傾向の人、統合失調症やそれに近い病気を経験した人にとって、人生はいくぶん他の病気になりやすい人よりも生きにくいのは事実であろう。日本の会社は、うつ病になりやすい人向きにつくられている感じがある。統合失調症系の人はこまごました気の使い方を要求されるとき、特に途方にくれやすい。

微妙な感覚を味わう能力というたまもの

　統合失調症系の人のつらさは、対人的な過敏さである。また安全感がゆらぎやすいことである。それは、しかし他方では、微妙な感覚を味わう能力でもある。この感覚は快不快よりももっと知的な、認識的なものに近い。それは統合失調症系の人に与えられた、かけがえないたまものであろう。

第二章

統合失調症の経験／考える患者

この章では、患者自らが統合失調症の経験をまとめている。その目標としたところは、次の三点である。

一つめは、統合失調症の経過について理解を深めること。すなわち、統合失調症はなぜ起こるのか、どのような経過をたどるのか、何が回復の手だてとなるのかを明らかにすること。

二つめは、統合失調症の養生と回復に役立った出来事や人を描写することにより、患者、家族、医療・福祉スタッフそれぞれが自分の立ち位置を考える手段とすること。

三つめは、統合失調症が通過した先の希望を伝えること。

記述した三名はラグーナ出版で働く統合失調症の患者で、名前はペンネームである。

病的な異常と狂気と正気の共存

緒田士郎

プロフィル

一九六六年、鹿児島県生まれ。高校卒業後、早稲田大学の東洋哲学科に入学。大学を中退後、新聞社の記者業務、出版社の広告営業を経て、一九九五年、司法書士の専門学校に入学。卒業後、法律事務所で働いているときに統合失調症を発症。入退院の間に鹿児島大学に編入し、隔離室で卒業論文を書く。卒業後は、英語の家庭教師、デパートの事務員を経て、就労継続支援B型事業所に通所。二〇一〇年、通所先で知り合った友人のすすめで、ラグーナ出版編集部に入社する。〝幻覚妄想〟は毎日襲ってくるが対処できている。好きな言葉は、〝死後の生命〟。

〝どこにも所属できない〟

統合失調症とは、「自分の内面の感情と現実生活の間のギャップが大きく、そこに妄想と幻聴を伴う病気」です。

このギャップは幼いときからありました。最初の記憶は幼稚園での一コマです。運動会の時、走った後に保育士さんから贈り物をもらう場面がありました。私はこのとき、好意の贈り物であることはわかっていたのですが、どうしても受け取ることができませんでした。受け取ってしまえば相手に取り込まれることを恐れたのです。社会は、人と人がものを贈り合うことで成り立っていますが、私はどうしてもそれができません。人と親密になり何かに所属することができないのです。

内面ではこのような感情を抱えていましたが、現実生活では少年時代、学級委員長、中学では生徒会副会長を務め、人前で話すことが得意で、特に弁論大会ではクラスの代表になって活躍しました。活躍すればするほど現実と内面の溝は深まり、小学四年の時に『家庭の医学』を読み、いずれ自分は統合失調症になると予感しました。

この〝どこにも所属できない〟という思いは、「私はどのように生きていけばよいのか」という関心を抱かせました。私に生き方を教えてくれたのは文学でした。小学四年生の頃に、親に世界文学全集を買ってもらい、小学五年生の時にマーク・トウェインの『トム・ソーヤの冒険』をもじって

『トム・ローカの冒険』という小説を書き学校で有名になりました。人種差別の問題も取り扱っている『ハックルベリー・フィンの冒険』を読み、所属と自由について考えさせられました。私は、黒人ジムをジョンという人物に、主人公のトム・ローカを自分に見立て、信仰と宗教をモチーフとして所属と救いの問題について書いたのです。最後は、二人は仲良く筏《いかだ》に乗り、「オマハが見えてきた。我々の救いは近い」と、人種を超えてトムに語らせます。これらの問題は今でも私の生活の中心にあり、キリスト教や仏教などの宗教への関心はこの頃から芽生えていました。

「神の法」と「人の法」

よくよく考えると、小学生の時から〝命令する声〟を聴いていたように思います。「○○に行け」や「○○しろ」といった声です。自分に厳しい性格でしたので、当時はこれらの声は気にならず、自分を高めていったように思います。おかげで県内トップの進学高校に進むことができました。

高校を卒業後、予備校に通うために上京しました。そこで易学に出会い、特に姓名判断に関心を持ちました。易学を学ぶべく早稲田大学東洋哲学科に入学しましたが、易学の授業はなく、仏教にも関心をもてないときに、キリスト教の解釈を行うスウェーデンボルグの本に出会い感動しました。そして大学での学問に意義を見いだせなくなり、三年生の時に中退します。それ以前も大学にはほとんど行かず、ある新聞社の正社員として社会面の記事を書いていて、こちらが本業となりました。

猛烈に働きましたが会社に帰属感はなく、また文学部出身は馬鹿にされたため、法学を学び直そうと決意し、二八歳の時に司法書士を目指して専門学校に入り直します。

「神の法」に加えて、専門学校では「人の法」を学びはじめました。「人の法」を学んで驚いたのは、そこに真理がないということでした。条文は判例によって解釈され人は裁かれます。条文という絶対の基準が人を裁くのではなく、条文が前例によって解釈され、人が裁かれていくのです。すなわち、この社会では善悪は相対化されているのです。

〝声〟と〝妄想〟が襲ってきた

幻聴は自分の考えや信念、個人的体験が土台となって聴こえてきます。

強烈な〝声〟が襲ってきたのは、専門学校である女性に出会ったときでした。その女性の名前はFさんとしておきます。私は美しいFさんに一目ぼれしてしまいました。そして毎年の恒例にならうかのように失恋してしまいました。その専門学校の階段の踊り場にまでFさんを連れて行き、そこで告白しましたが、なんと「婚約者がいる」と告げられたのです。私は愕然としました。一緒に学校下の喫茶店に行ったときは親しく会話したのでうまくいくと思っていたのです。

その時でした。私の頭脳に異変が起こりはじめたのは。〝声〟が聴こえるようになったのです。目に見えない何者かが〝声〟として語りかけてくるのです。私は、この〝声〟を幻聴とは思わず、F

さんとテレパシーで話していると思い込み、ギターケースを抱えてFさんのマンションに行きました。Fさんは玄関のドアを開けて、私に「どうなさったのですか?」と訊ねてくださいました。私はうつむいて何もしゃべることができず、ただ押し黙って彼女の前で呆然と立ちつくしていました。するとFさんは私を近くの喫茶店まで連れて行ってくれて、私にサンドイッチとアイスコーヒーをおごってくれました。ああ、何て優しい人なんでしょう。私はその喫茶店でもほとんど何もしゃべることができませんでした。つまり、Fさんに対する幻聴による恋愛妄想が統合失調症のはじまりだったのです。

もう一つの幻聴は宗教的なものであり、妄想に膨れ上がっていきました。その幻聴はどんどんエスカレートしていき、あらゆる霊からの〝声〟が聴こえるようになりました。そしてついには「おめでとう、あなたは選ばれたのです」と言われ、しまいには「あなたは父なる神の独り児、主イエスキリストの再臨です」とまではやしたてられ、私自身も増長して自分をイエス様本人だと思い込み、完全に発狂した状態で「俺は女男、主イエスだ。正直者は一人でいい。俺は神だ!」と血しぶきを飛ばして彷徨い続け、精神科病院入院という結末になったのです。

「性格は変わっていないから大丈夫だ」

隔離室で目を覚ました日のことは忘れられません。私は、病院ではなく留置所だと思い、「人生が終わった」と思いました。症状も強く攻撃的だったため、医療者の対応も冷淡に感じられました。救いは注射と家族の面会でした。セレネース・アキネトンという注射を打たれたのですが、この注射が効いている間は、思考することができず、〝頭の中の騒がしさ〟から逃れることができました。

両親は、三日に一回定期的に保護室にいる私に会いに来てくれて、差し入れをくれました。私が元々話し好きで、いろんな話をすると、「士郎は病気になったけれど、性格は変わっていないから大丈夫だ」という言葉が印象に残っています。主治医は日本で有名な医師でしたが、私と対話することなく、彼の方法論を押しつけているような気がしました。主治医は、私のなかに自分の理論を見ているだけなのです。退院できたのは家族の献身的な面会のおかげだと思っています。

余談ですが、閉鎖病棟に移った後、両親の差し入れを持って病棟に戻ると、患者が寄ってきました。お金を使用できなかったので、お菓子を物々交換しました。このときは不思議と交換ができたのです。

悔い改めの生活

宗教妄想は根強く残っていて、今もありますし将来も消えることはないでしょう。私はその後二回入院しました。いつもイエス様の生まれ変わりと思い込んでしまうのです。その思いは確信に変わり、私はホームページを作ってそのことを訴えてきました。

三九歳の時に転機が訪れました。その年、通訳士を目指し、模擬テストも全国で上位だったので合格間違いなしと思っていたのですが、試験に落ち絶望を味わいました。そして「自分はイエス様の生まれ変わりではない、これは妄想だ」と気づき始めていました。気づきながら嘘をついていたのです。イエス様の生まれ変わりを名乗ることほど罪深いことはありません。私はホームページを閉じ、自殺未遂をして死にきれないということを悟り、完全に悔い改めの生活に入りました。「自分は主イエス・キリストの再臨だと自称していた最低の地獄の悪魔である」という賛美歌を作って歌いながら、安息日（毎週日曜日）に礼拝し、自分なりにこの幻聴と妄想に対処しました。そんな私をイエス様は見捨てません。「お前は地獄の悪魔だ。最低のところから這い上がってこい」と、厳しい言葉ですが、声をかけてくれるのです。

〝居心地のよい無関心さ〟

発症後の人間関係は考えるだけで落ち込んでしまいます。女性と付き合うこともあったのですが、長続きしませんでした。女性だけでなく男友達すらどんどんいなくなっていきました。最後に残ったのは大学時代の同級生のお坊さんでした。私はキリスト教徒のはずなのですが、親友が仏教のお坊さんという矛盾した友情関係になってしまったのは、僕なりにその理由を考えてみると、仏様の情けなのではないかと思うのです。つまり人間は宗教の違いを超えて友情を育むことが可能だということです。そのわずかな友達をなくさないように精一杯の努力をしています。お坊さんでも精神障碍《がい》者でも友達は大切です。打ち明ける友人が一人いればいいのです。

所属について考えると、ラグーナ出版で四年が経過しました。なんとかかんとか所属できたのは、業務が翻訳の仕事であり、職場の一部というより仕事の一部になって働いているという感覚と、周りも自分と同じく精神病を抱えている人たちで、この病苦を理解しているがゆえに干渉してこないからです。〝居心地のよい無関心さ〟の底に温かさを感じています。

また両親はまだ生きていて僕を養ってくれていますので、家族関係に所属することによって何とか救われています。両親には感謝以上の感情を抱いています。働いて稼いだお金で、両親に海外旅行をプレゼントして恩返ししたいと思っています。

〝希望〟を持つこと

現在の症状は、毎日のように襲ってくる地獄からの攻撃による重い抑うつです。入院中隔離室のなかで数度首吊り自殺未遂を犯しました。でもベルトが切れて、また本能的に抵抗してどうしても自殺できませんでした。

現在も幻聴は常に聴こえてきますが、この症状は恐れることはありません。今、私はもう自殺なんてせずに寿命まで生きとおそうと思っております。経験から人は対処法を学びます。そして上手に対処すれば「寛解」することができます。「寛解」とは一般には薬を服用しながら社会生活が送れることを言いますが、個人的な経験から定義しますと〝自分でよくなったなと思える感覚〟のことです。統合失調症は人間的に成長するための一つのプロセスなのです。天使も慰めて助けてくれます。死後天国に入って結婚して永遠に幸せに生き続ける希望を決して捨てません。この病気で最も大切なものの一つは〝希望〟なのです。

入院生活は良くも悪くも規則正しい生活を教えてくれました。夕方六時半に寝て、夜中の二時に起きてスウェーデンボルグを読み、朝食を家族と食べて仕事に向かう。行動は、聖書の「汝の父母を敬え」「汝盗むなかれ」「安息日をおぼえてこれを聖くせよ」などと定めた十戒に基づく慎ましい生活ですが、充実を感じています。現実生活はこのようですが、内面とのギャップは存在しています。それは、病的な異常と狂気と正気が自分のなかで共存しているということです。かろうじて生きていけるのは、周りが生きているから自分も生かされていると思うからです。病的な異常と狂気を上手に飼い慣らしながら、繰り返される毎日を送っていきます。

統合失調症という先生

黄桜

プロフィル

一九八六年、鹿児島県生まれ。進学高校に通学中、勉強や部活の無理がたたり〝頭の騒がしさ〟から不眠症になり卒業後引きこもり生活を送る。二〇〇七年、他県の専門学校に通っていたときに統合失調症を発症。鹿児島の精神科病院に入院。退院後、専門学校に復学し、リラクセーションの会社に就職。精神科の薬を断ち、再び頭が騒がしい状態になる。約一年間の自宅療養を経て、ラグーナ出版自立訓練に通所。二〇一三年、同社編集部入社。〝頭の騒がしさ〟〝行動へのブレーキ〟以外はだいたい落ちついている。好きな言葉は、〝ワクワクして生きよう〟。

無理が重なり起こったこと

私にとっての統合失調症とは、「自分らしく生きること」を与えてくれたものだと思います。幼い頃から発症するまで、とにかく他人の目を気にして好かれるような振る舞いをしていました。自分はあまりしたくないけれど、親や先生に好かれるために無理して勉強をしたり、友人に好かれそうな振る舞いをしたり……。もちろん、そういった行為は悪い面だけではなく、ある程度の処世術を身につけさせてくれました。しかし、そもそも無理のある行動でしたし、価値基準を他人に依存し過ぎていましたので、「自分という人間は何なのか」が分からなくなって生きていました。アイデンティティーが不確かな状態で、とにかく何もしたくなくなり引きこもりになりました。引きこもりになってからも、何がしたいのか、どうありたいのかが分からないままでした。そこで自分を変えようと一念発起をして県外に進学してしまいます。そして無理がたたり発病し入院しました。〝頭のなかが騒がしい〟状態になったのです。

頭のなかの騒がしさ

私は、現在、幻聴や妄想はありません。ですが、余裕のないとき、疲れたとき、睡眠不足のときなど無理をしたときに〝頭が騒がしい〟感じになります。

高校の時から不眠が続いていたのですが、慣れない県外での生活で様々な無理が重なり、「脳のシナプスが激しく電気を発している」という感覚に襲われました。外側からではなく、内側から何かが発せられている感じです。しかし、内側から外には出ずに、頭蓋骨で反射してまた中に入ってきて乱反射するような感覚です。今でもたまに起こりますが、何か自分が電波を発しているのではないかと思います。それも気持ちいいものではなく、どちらかというと心地よくない状態です。「ワー！」という気持ちというか考えというか、そんな状態になります。放っておくと、また幻聴や妄想が出てきそうになります。

その「名状しがたい感覚」は調子をくずす前のサインなのだと解釈しています。対処法は薬を飲んで落ちつく、ボーッとする、湯船にゆっくり浸かる、横になる、軽い運動をするなどです。穏やかな音楽を聴いたり、好きな本を読んだりして自分の好きなこと、ワクワクすることをすると気分がよくなって改善されるように思います。家族と話すのもよい感じがします。特に症状についてではなく、何でもないような雑談、談笑です。

友人の支え

一回目の入院のことは、あまり記憶がありません。ただ入院前に自己嫌悪から携帯電話を真っ二つに破壊して捨ててしまったことを覚えています。

保護室に入れられて、しばらくは記憶と意識がはっきりしていませんでした。ベッドに縛られていて動けないし、看護師さんを呼んでも来てくれず、ただただ苦しいという気持ちでいっぱいでした。ぼんやりとした意識の中で、じっとしているしかなく、「これは何だろう？　何だろう？」と自問自答していました。しばらくじっとしていると思考力が蘇ってきました。別の部屋から聞こえてくる呻き声や保護室の様子を見て、「あ、ここは自分の居場所ではない」という気持ちが湧いてきました。それから病状は良くなっていきました。振り返ると、もっと他の患者さんに声をかけたり、何気なく近くにいたら心が和らいだと思います。ですが、じっくり考える時間が与えられて頭のネジがしまりました。

退院後、親が携帯電話のことに気づき、新しいものを買ってくれましたが、友人のアドレスが分からなくなっていました。しかし退院直後に、たまたま友人の方から連絡をしてくれました。自分の電話番号やEメールアドレスを変えていなくてよかったです。そして、私の実家で友人と飲むことになりました。

隔離室を経験し、自分に自信が持てなくなっていたのですが、友人と昔と変わらず楽しく過ごせたのはとても大きな出来事でした。また別の友人たちも連絡をくれて、ドライブに連れて行ってくれました。進学校に通ったのに、大学にも行けず引きこもりになったので、「社会的に死んだ」と思い続けていましたが、彼らと楽しい時間を過ごせたことが、私をまた生き返らせてくれたように思います。一度、社会的、精神的に死んでいるので同じ人間ではないですが、新しい人間として、今も存在して生きていられるのは素晴らしいことだと思います。

その後の自宅療養は自分が過ごしたかった時間だったのかもしれません。ギスギスした人間関係の状態で引きこもりになったので、家族仲もそんなに良くはありませんが、両親が急かすことなくサポートしてくれたことが改善につながったと思います。自宅療養では、家族と過ごす時間が必然的に増えていきます。それまでは、「自分の事はなるべく自分で」と考えていましたが、親に甘えるということを覚えられました。二〇歳を過ぎて甘えるというのも格好が悪い気がしますが、幼いころから「親に怒られないように、先に行動しておく」という思考をある程度手放せたのはよかったと思います。今思えば、先回りの思考の積み重ねが、自分を追い詰めていたのかもしれません。とにかく、家族のサポートはありがたかったです。

学校に復学してから自分の好きな運動系のコースに転科して、楽しく過ごすことができました。就職もうまくいき、「自分は大丈夫なのだ」と思いました。しかし、再び体調をくずしてしまいました。今考えると、その原因は、自分らしさから外れたからだと思います。うまくいき過ぎたことに調子に乗ってしまったのです。

余裕のある対応

二回目の症状悪化の時、私は怒りに満ちていました。夜、私は両親に連れられ夜間救急の精神科病院に行きました。こちらは切羽詰まって大変な精神状態で、その気持ちを怒りにまかせて熱弁していたら、先生が「へー！　そう！」と半分笑いながら対応してくれました。こちらが深刻な分、先生が明るかったのがよかったのではないかと思います。医師の、良い意味での良《い》い加減さというのには助けられました。結局、二度目の自宅療養ということにはなりましたが、落ちるところまで落ちそうになるところを、限界の気持ちからフワッとした気持ちにさせてくれたことは大きかったように思います。医師の余裕のある対応で、こちらも安心した気持ちになれたのです。

ただひたすら眠る

一回目の自宅療養中はとにかく寝ていました。それまで、頭が騒がしく、ろくに眠れていなかったので、一日一五、六時間くらい寝ていたと思います。薬の影響もありますが、眠れるのが幸せで、目が覚めたときは半笑いしながら起きていたのを覚えています。それと、飲む薬をおいしく感じていました。当時は複数の薬を飲んでいましたが、ジプレキサザイディス錠の五㎎が特に甘くて口溶けも良く、飲んだらよく眠れるように感じていました。睡眠以外は家族と過ごしていました。外出も一緒について来てくれたり、買い物なども一緒にしてくれました。少しずつ元気になったところで、親の知り合いのコンビニでアルバイトを始めました。それまで働いたことがなかったので、慣れないことばかりでした。薬の影響で頭もよく回りませんでした。しかし、家の近くということで同級生が働いていたので、彼らに助けられながら働けたと思います。ありがたかったです。

二回目の自宅療養の時も、とにかく寝ていました。この時はインターネットが使えたので、ひたすらネットサーフィンをしていました。最初は、興味のおもむくままに調べ物をしていましたが、ある時から、自分の病気（統合失調症）に関することについて調べるようになりました。病識という言葉を知ったり、統合失調症についての知識を調べたりしました。インターネット以外にも本屋にいって、書籍を数冊購入したりしました。

当時は主治医との関係が薄かったです。診察も三～五分程度で、薬をもらうだけでした。家族と主治医以外、接する人もいなかったので、人との関わりを求めていました。かかりつけの病院にPSW（精神保健福祉士）もいなかったので、「そういう人たちに出会えれば、もっと生活がなんとかなるのではないか？」と思っていました。また、「そもそも、自分以外に精神的に危機的状況になった人はどう生活しているのか？　彼らはどういう人たちなのだろうか」という興味というか、素朴な疑問を抱いていました。そういう思いが、ラグーナ出版に導いてくれました。

ゆとりときゅうくつ

無理を重ねた結果、症状が悪くなりますが、その状況を「きゅうくつ」だと考えたことはありませんでした。というのも、限られたリソースでやりくりするのも、ある意味クリエイティブな行動だと思っていたからです。そうはいっても、毎回症状を悪化させていたら単純に疲れます。「良い加減」にやって、ゆとりをつくり、持続可能な状態で長続きさせるのも大事なことなのだ、という考え方に最近はシフトしてきました。「適当にやっていても、長くやっていれば自然に改善されていくでしょう」という気楽なスタンスです。たまに退屈になりますが、そういう時は短時間だけ無理をして、スパイスとしています。

希望と絶望の言葉

統合失調症を抱えて生きるというのは、なかなか制限のある生き方かもしれません。何か始めようと思ったときに、「病状が悪くなったらどうしよう?」という考えが頭をよぎるので、健康な人たちよりも行動を躊躇し、止めてしまうことが多いかもしれません。私にもそういうところがあります。例えば、働こうと思っても「うまくいかないだろう」とか、もう一度勉強しようと思っても「学校も一つの社会だし、卒業したらより大きな社会に出て行くことになる。そこでうまくやっていけるだろうか」という考えになってしまうのです。その結果、結局今のままが一番よいように思えて、そのままでいてしまう。目に見えない障碍ということで、人によってはあまり理解してもらえないし、自分自身でもよく分からないところもあり、もどかしい思いをしてきました。

一度、そういう内容のことを主治医に相談したことがあります。そしたら先生は「君の悩みは一般的だ」と言ってくれました。「健康な人でも会社でうまくいくかどうかは悩む」と。健康な人にも「うまくいかないこと」＝「障碍」はあるのだから気にするなという意味に受け取れました。この言葉には希望が持てました。

しかしその後に「精神障碍も三障碍の一つというから、精神障碍がなくなるというのは、腕がない人に腕が生えてくるようなもの」と言われ、軽い絶望を抱きました。身体障碍を持つ人が身体を大事に扱うように、あなたは精神を大事に扱いなさいと言いたかったのかもしれません。しかしその時は、言葉を否定的に捉えてしまい半べそになってしまいました。涙目になって落ち込んだのですが、それから主治医とは割と何でも話せるようになったので、いいきっかけにはなりました。

ゆっくり時間をかけた生き方

ついつい現状を変えるために、大きく出たいと思うときはあります。ですが、統合失調症のことを考えるとそうもいきません。フラストレーションはたまりますが、より堅実な生き方を学び、手堅く生きられるようになったかもしれません。統合失調症を抱えて生きるのは、地に足を付けた生き方かもしれません。

統合失調症というのは、良くも悪くも「自分らしさ」を教えてくれるサインです。はじめはそのつかみどころのなさに右往左往したり、脅えたりもしましたが、数年経つと経験からくる対処法とか原因の究明なども少しずつできるようになりました。自分の思考や感情がコントロールできなくなったり、家族や周りの人たちを巻き込むこともあります。そういう時は、大変つらい思いをしました。ですが、そういう経験が多くのことを教えてくれて、学びとなっています。そういう意味では、統合失調症は「先生」でもあると言えます。二四時間三六五日、付きっきりで面倒を見てくれるありがたい存在なのかもしれません。

残っている症状は二つあります。一つ目は〝頭の騒がしさ〟です。最近、症状はだいぶ安定してきました。しかし前述のように、程度は小さくなりましたが、そのくらいの急性期の症状というのはある状態です。

二つ目は〝行動へのブレーキ〟です。陰性症状といいますか、無気力状態がマイルドな感じであります。今までの体験から否定的な条件反射をする「パブロフの犬」になっているのではないかと思っています。最近、コツコツと寝る前に認知療法をして、思考や捉え方を変えるようにしています。そのおかげで、だいぶ精神性というか気の持ちようが改善されてきたように感じます。それでもなお、自信が持てず、周りや自分に遠慮してしまいます。自分にとって当たり前すぎて、気づくことができない自動思考というのがあるのかもしれません。

もっと活力のある感じに生活を送りたいので、願望と現実のギャップからくる、生きにくさというのは常に感じてしまいます。しかし、今は気づくことのできない思考に気づき、もっともっと気の持ちようが良くなっていって生活が改善されていくかもしれないと考えると、残っている症状ではありますが、それほど問題ではないなと思えます。むしろチャレンジとか思考遊びなのではないかと思います。ゆっくり時間をかけた方が不可逆的な変化になりそうなので、時間をかけて見つけていこうと思っています。コツコツと温めて、あるとき肯定的に沸騰できたら、また彩りのある人生になるかもしれません。それまでは、なるべく楽観的に、〝頭の騒がしさ〟に対処しながら健康的に、無理なくゆとりを持って生きていきたいです。

感謝して生きる

のせ

プロフィル

一九七六年、熊本県生まれ。高校一年の時に精神科クリニックを初診。高校二年時に中退し大検合格。鹿児島大学二年生の時に精神科病院に入院。以後六回の入退院を繰り返す。二〇〇二年、最後の退院の後、デイケア、出版社とビラ配りのアルバイトを経て、パン製造の就労継続支援B型事業所に通所。二〇〇九年、ラグーナ出版に入社する。〝思考伝播〟を除き症状は安定している。好きな言葉は、〝がんばれるときにがんばる〟。

孤独感と〝思考伝播〟

「統合失調症とはどんな病気か」と問われて真っ先に思いつくのは、「なるべくしてなった」ということです。小中学校の時、五回転居しましたが、どの学校でも人気者で、私のまねをする同級生もいました。しかし転居のたびに、新しい土地に慣れ新しい人間関係をつくるためは多大なエネルギーが必要で、小学六年の転校の時に強烈な孤独感に襲われました。そしてどこにいても自分は一人だという意識にさいなまれ、場違いな感じがつきまとうのです。この孤独感と向き合うことが現在の課題でもあり、この感覚から統合失調症のさまざまな問題が発生しているように思います。

よく覚えているのは、初診の一コマです。心理士の女性はやさしい語り口で「授業中にびっくりすることがありますか」と質問しました。「びっくりすることがよくあります」と答えました。この〝びっくり病〟が統合失調症の前身になっているように思います。当時バレーをやっていて、レシーバーのポジションだったのですが、アタッカーの打つスパイクの音に過敏に反応する癖が日常生活に飛び火したように思います。ちょっとした音でびくっとするようになったのです。授業で本を読まされるとき、手足がガタガタ震え、底知れぬ恐怖を感じました。また、当時、新聞やテレビ、人の話のなかに自分の名前の字があると、自分のことがほのめかされ、個人情報が筒抜けになっているようで、その考えにふけっていました。後で知りましたが、この症状は精神科では〝思考伝播〟

と呼ばれています。

自分だけが変だと思い込む病

初診は高校一年生のときでした。恋愛の悩みから学校を休みがちになり眠れなくなりました。そんなときに父の知り合いの心理学の教授に「薬を飲んでみないか」と言われ、クリニックを受診しました。そこは繁華街近くのクリニックで、心理士の女性がとてもやさしく接してくれました。病気のレッテルを貼られるという心配はありませんでしたが、入院に対しては恐怖心がありました。精神科病院には暗く荒々しいイメージがあったからです。

話をよく聞いてくれて、「自分だけが変だ」と思い込んでいる人が多いと思いますから、「そんな人もたくさんいるよ」と安心させてくれる声かけをしてくれたら助かります。高校を中退するときに、その心理学の教授に「高校に行きたくても行けない人もいます。思いとどまってはいかがですか」と言われたことをよく覚えています。

家族を巻き込む病

この病気の特色のひとつは〝家族を巻き込む〟ということです。

私の発症は、大検に合格し、鹿児島大学二年生の時でした。妹が他県にある大学に合格し、母と祖母と入学式のお祝いに行く出発前、私は漫画週刊誌の周りをとても速いスピードでぐるぐると回っていました。それからは記憶が定かでなく時間は断片的に過ぎ、ある断片では服を着ようとしていて、ある断片では電車に乗っている自分を思い出します。電車に乗っている乗客が軍人に見えて、「自分の思念が伝わったら殺される」と思い、必死に思念を発しないように努めていたことを記憶しています。気がつくと病院の畳の上でした。周りを見ると一五名くらいの患者さんが眠っていました。後で聞くと、私はお祝いムードをぶちこわすとんでもない行動をとっていたといいます。

最初の退院の後も、ぶり返す〝思考伝播〟のせいで再入院のたびに家族に迷惑をかけました。六回目の退院の後、デイケアと両親の元に定期的に帰りながら一人暮らしをはじめました。孤独感はつきまといましたが、この適切な距離感がよかったように思います。症状は残っていますが、それ以降、入院するような再発はありません。普段は口に出しませんが、自分のとった行いを少し振り返っただけでも、周りがよくしてくれたことへの感謝がこみ上げてきます。統合失調症が最終的に教えてくれたことは、この感謝の気持ちだと思っています。

〝怒り〟

特色の二つめは〝怒り〟です。これは病気そのものというより、病気の状況がつくり出します。

最初の入院は一九歳のときで、二〇歳の誕生日を隔離室で迎えました。大学生活に夢を抱いていたのに、どうして私だけがこんなに不幸なのかと怒りを覚えました。この怒りがあきらめに変わる頃、こんな病気になってどうしようもないと思い、自殺への誘惑にかられました。私が死んだら友人を悲しませるという思いがこの気持ちを和らげてくれました。生きることがおもしろいと思えるまでは自殺への誘惑は消えません。高校中退後、自分の顔がピカソの絵みたいに分裂しているというコンプレックスがありましたが、入院で太った体がやせてそのコンプレックスがなくなったことも自殺願望の克服に大きく影響していると思います。

きゅうくつさと〝ゆとる〟こと

私の主症状は、高校のときからはじまった〝思考伝播〟で、人が自分の噂をしていると感じ、幻聴に左右されると行動が制限され、とてもきゅうくつになります。この症状は二〇歳代に強く襲ってきて、家族や好きになった人、自分の名前の使われた字が出てくると漢和辞典で調べ、この調べ物を自分の意思で止められず、入院となりました。「漢和辞典を調べるときは調子をくずす」という教訓になりました。時間はかかりますが「まあいいか」と思えるようになって少し〝ゆとる〟ことができるようになりました。

また、二人で話すときは〝ゆとる〟ことができますが、テレビのように直接関係がないのに語りかけてくる人や、大人数の場面ではとてもきゅうくつな思いをします。きゅうくつさを解く鍵は〝視線への配慮〟が必須です。

体がゆがむ

後から同室患者に聞いた話ですが、私は最初、一五人程度の畳部屋で夜中に障子を破り隔離室に移動になったそうです。この記憶はまったくありません。

保護室の中で眠れないときは、ジュンコチャンカジュンコチャンカと繰り返し心の中で唱え、民族舞踊のようにぐるぐる回っていました。人の名前から連想したジャズのようなリズムです。トイレの上に食事を出す出窓があり、そこから食事を出されると悔しさがいっぱいになり、トイレに食器ごと捨て、ガタガタ震えていたのを覚えています。部屋に時計もなかったので何時なのかもわからず、暗くなるとその出窓が妖しく光り、その光に恐怖を覚えていました。食事が出てくる小さな出窓に吸い込まれそうになり体のゆがみを感じました。「西遊記」の中で、ひょうたんに吸い込まれて溶かされたしまった銀角のように、出窓に吸い込まれてしまうのではないか、歩けなくなるんじゃないかと不気味な恐怖を覚えました。そして実際、出窓に向かって体がゆがんでしまいました。

大きな注射を打たれ体の自由が利かないときには、男性の看護師がつきっきりで面倒を見てくれて「どうありますか?」とか「変な汗をかいていませんか?」と声をかけてくれ、本当に感謝しています。また隣の患者さんとの壁越しの話が救いでした。寝る前にいろいろと僕が話しかけ彼の出身地を知りました。「Kさん! なんでシャバに帰らんと?」と言うと「俺は、ここで生きて死んでいくと」と事もなげに言いました。

閉鎖病棟に移った後、体のバランスが悪くなるんじゃないかという観念や、思春期特有の性的な悩み、自分がどこにいるのかを考えて頭が混乱し、訳のわからない状態でした。

〝思考伝播〟は、自分の考えが伝わるべき入院患者に筒抜けになって伝わっていたので、伝わっているという実感から安心ができました。しかし観念の渦巻きがとめられず、頭の中の騒がしさが伝わって他の患者さんを混乱させないように、音楽を聴いて頭の中を無にするように努力し、歌いながら廊下を何往復もして過ごしました。

大物揃いの精神科病院

閉鎖病棟には、大人物がそろっていました。

Kさんは、閉鎖病棟でいつも床の掃除、テーブル拭き、タバコの吸い殻入れ拭き、コップ洗いを丹念にやっておられる方でした。閉鎖病棟に移ってからいろいろと教わりました。こんな単調な日々にもかかわらず黙々と端然と活動されていました。たまに私と握力比べをしてくれました。迫力のある眼光と顔の皺に圧倒されました。でもそのがっしりとした骨格は美しいと言っても過言ではないと思いました。

Tさんは、洗面所で鳥羽一郎の「兄弟船」を歌っておられました。そして決め言葉が、「うまいですねぇ！　うまい！」と叫ぶのでした。その叫び声の迫力は今でも私は思いだすことができるほどです。不思議なことがありました。ラジオを聴きながら唐突にTさんが僕の方に向かって僕の従弟の名前を大きな声で叫ぶのです。僕はハッとさせられました。伝わるべき人には思いが伝わると推測しました。Tさんとは同室で、寝る前、私が「Tさーん」といろいろ聞きたいことを話すと、「ないごっよ（何事よ）。寝ろ」といつも通り言っていました。

Sさんは、いつも笑いかけてくれます。「一たす一は三や」と言われていました。「ヘイ！　マンボ！」をその独特の大きな声で言います。その頃の社会で流行の「だっちゅうの」も大きな声で言われていました。色白の人でとても肌がきれいでした。「ヘム鉄」と大声で言うのも覚えています。Sさんのように泰然と生きている人も少ないんじゃないかなぁと思います。「マッコウクジラ」も大声で叫んでおられました。今になってみれば謎めいていますが、とてもスカッとする声でした。

入れ墨をしている二人の老人がいました。A老人はぜんそくを持っていて、夜中に咳をしていて、背中をさすってあげると、ぼそっと「ありがと」と言ってくれました。B老人はいつも便秘がちで、部屋の中で摘便（お尻に指を突っ込んで便をかき出す行為）を看護師がしていて、その様子を見るのがとてもいやでした。人間の尊厳が傷つけられているように思ったからです。

退院できたのは、僕は大学にも在籍しており（親が学費を払ってくれていました）、「大学を卒業したい」「女性と付き合いたい」という強い欲があったからだと思います。入院している方々は欲を捨てないでほしいと思います。

その後、六回の入退院をくり返し、最後の入院時は、これまでの病院から家の近くの病院に転院しました。そこでは個人のプライバシーが守られていましたが、患者同士のつながりが薄く、孤独がいやされなかったように思います。

ともかく私は、この人たちの行動を見ていて人生の荒波を航海するときの知恵を教わったような気がしました。僕は、セカセカしてしまいがちですが、この人たちのようにゆったりと構えた姿勢を心の片隅に置いています。

外泊のときは、大人物と会ってばかりいたせいか、街がマッチ箱のように小さく見えました。

Cry for help

入院中、他県に進学して教師となった、高校のときの同じクラスの女性に手紙を送ったことは今でも悔やまれます。自分や家族の学歴を書き、こういう学歴の者ですので怪しくないですすと、怪しすぎる手紙を出してしまったのです。

東京に進学した友人には勇気づけられました。病棟の廊下を何往復もして東京までの距離を歩いて、東京まで行った気分になろうと病棟の廊下を何往復もしていました。看護師からは「もう東京まで着いているよ」と声をかけられました。その友人に「今精神科に入院しているんだ」と電話で話すと、その友人は「そりゃすげー」と言ってくれて、一緒に笑いました。

幼い頃に愛された記憶

入院したときは、母と祖母が非常に心配しました。妹も心配して微熱が続きました。父は飄々と働きに出かけていたようです。保護室のときは面会ができず、母に会いたいと切望していました。閉鎖病棟に移ると、父母が面会に来て、クッキーなど食べ物を差し入れてくれました。

家にいて病状が悪くなると、父母にあたり、どうして自分の意見が通らないのかと怒りを向けていました。

今思い返すと、怒りを向けられたのは甘えがあったからだと思います。甘えることができたのは、幼い頃から両親や祖母に深く愛されていたからだと思います。父からはよく怒られましたが、心の底でいつも尊敬しています。いろんなことが乗り越えられたのは、この両親の愛情に負うところが大きいと思います。

感謝して生きる

自分の在り方が間違っているというより、どうしようもない孤独感が自分の中心に流れていて、どこにいても、「なぜ私はここにいて、あそこにいないのか」と思い、場違いな感じを抱いていました。目の前の風景がどこか作り物のように感じられ、状況に合わす努力ができない自分を発見していました。職場は六年目になり、風景が見慣れたせいか、職場では場違いな感じはありません。大学も五年目から楽しくなりました。風景に慣れることが大切だと思います。

私の最後の退院は二〇〇二年のことで、父から「身の回りのことは一人でしなさい」と言われ、退院の日から一人暮らしが始まりました。今年（二〇一五年）で一三年目になります。小中学校時代は、父の仕事の関係で五回引っ越し、大学生以降は六回入退院を繰り返しましたから、これだけ一カ所にじっとしていることを考えると、とても不思議に思います。再発しないのは年齢を重ねたこともありますが、この〝じっとしていること〟も大きく影響しているように思います。

二〇歳代の入院生活の影響で生活はとても規則的になりました。夕方は六時に寝て、新聞配達が来る前の朝方四時前に起きます。午前中は、会社か自立訓練に通所し、午後からは母に会いに行ったり、自宅で音楽を聴きながらダンサーのようにリズムをとりながら過ごしています。

私の病気の主な症状は〝思考伝播〟で、テレビを見ていても「自分の考えが他の人に筒抜けになっている」と感じ、アナウンサーに気を使うありさまですので、あまりテレビは見ません。若いときはこの症状で恥ずかしい思いをしましたが、最近では、あまり恥ずかしいことも考えないし、筒抜けになっても「まあいいか」と思えるようになってきました。

もちろん順調なことばかりではありません。私は日々「なぜ生きるか」については考えていますが、例えば、夕方をどう過ごすかとか、仕事時間をどうやって増やすか、親亡き後にどう生活するかといったことは聞かれるまで考えていませんでした。こんな質問をされるとびっくりし足がすくわれる思いがします。「日常の小問題」が大きな問題になるのです。

仕事の時間以外は家にいることが多いので、近所の人たちと付き合う時間が増えました。町内会には入っていませんが、近所の人からよく声をかけられます。そこでは病気のことが話題になります。一緒に散歩をする元・町内会長さんは勘違いがあるのかもしれませんが、「君は心臓が悪いんだから遠出はするな」と言います。私の趣味はバイクですが、遠くには行かないようにしています。ゴミ拾いで知り合った近所の男性には「おじさんも薬を飲んでいるくらいだから、お前も薬を飲んでいれば大丈夫だよ」と言われ、そう思います。ゴミの分別を教えてくれたおじいさんは、「こんにちは」と声をかけると、「ないごっよ（何事よ）」と言って笑ってくれます。このごろでは「お前、そこ（家に）住んでいるか？」と話しかけてきます。近所のラーメン屋では、「あの猫背の青年（私のこと）は死んだんじゃないか」と話題になっていました。みんな気にかけてくれています。他にも、歴史を勉強しているおじいちゃんに、住んでいる地域の歴史を教わったり、おばあさんの家に呼ばれて彼女の半生を聞かせてもらったりして過ごしています。

統合失調症を抱えて生きるとは、地域の人とともに生きることではないかと思います。病気のことが話題になり、いろんな人がいろんな知恵を授けてくれます。その反面、一人の時間も多く、孤独感がつきまといますが、週に一回は訪問看護もあり、自分のペースをくずさない程度に通う場所もあって、最近では孤独の時間もいいのかなと少し思えるようになりました。

努力できる体力が少ないのであまり努力はしていませんが、「努力できるとき努力をする」が私の信条です。こんな私にできることは〝感謝すること〟です。迷惑をかけた両親や妹、友人、職場の人、近所の人に感謝して生きる。これこそ統合失調症を抱える人の一つの生き方だと考えています。

第三章

統合失調症の経過をたどる／中井久夫・考える患者

この章は、中井久夫の著作の中から統合失調症の経過についての文章を抜粋し時系列に整理し、〝考える患者〟の体験と考察でたどった。これをもとに、森越が中井に質問し、中井により新たな解説が加えられている。体験や考察を書いた統合失調症の患者は八名で、定期的に読書会を行った。

なお、読みやすさを考慮して次の五点を工夫した。

一、**テキスト**は中井の文献から引き、冒頭に◆を付した。参考文献の底本と初出は巻末に掲載した。中井の許可を得て、原文に加筆修正を加えた箇所がある。
二、患者の体験と考察は、**体験ノート**としてまとめた。
三、森越の質問と中井の**解説**は罫線で囲んだ。
四、さらに詳しく知りたい方のために、関連する中井の文章を**コラム**として掲載した。
五、頻出する中井論文「統合失調症の陥穽」は巻末に再録した。

※　体験ノートの一部は、「中井久夫を患者の視点から読み解く」（「シナプスの笑い」二六号、二七号、ラグーナ出版、二〇一五年）に加筆修正を加え掲載した。

本章のはじめに

統合失調症の新たな概念をつくりだす

中井久夫／森越まや

中井　はじめましょうか。

森越　今日はありがとうございます。今回は、統合失調症の経過について伺いたいと思います。私たちは、患者さんとともに先生の統合失調症の経過についての文章を読み、問いを立て、思ったこと、考えたことをまとめました。

中井　つぶやきでもいいんです。

森越　統合失調症の経過を語る上で欠かせない、一九九一年の精神病理学会での先生のご講演をまとめた「統合失調症の陥穽」(一)という論文があります。これは初期の三論文(二)を網羅して、加筆されたものと思います。今日はこの流れにそって現在の先生のお考えを伺いたいと思います。

まずタイトルの「陥穽《かんせい》」という言葉は「落とし穴」という意味ですが……。

中井　落とし穴っていうのは一面の意味しかないけれども、落とし穴というのは迷わせるところですね？

森越　はい。冒頭に、「私は、統合失調症が『心理的な落とし穴である』というのではない。しかし、統合失調症はどこかに人間を呪縛するところがあるのではないだろうか。患者をも、治療者あるいは研究者をもである」(三)と書かれています。「呪縛力」という言葉も出てきます。迷わせる落とし穴ですね。

中井　なんかね。

森越　回復していく例が多くあるにもかかわらず「治療者が陥りやすい罠（陥穽）」として、経過についての考え方、すなわちプロセス・モデル（病気がその人自身を覆って、最後は荒廃状態に至るという考え）と、再発モデル（再発を繰り返しつつ、時にはもとの健康状態に回復しないこともあるという考え）が挙げられています。

　悪化の経過をたどるというプロセス・モデルでは、回復は難しいという予測そのものが悪化につながることを指摘し、再発モデルでは、自然回復力が働くことを前提として、再発時には同じ発病過程を経て再発に至るであろうという考え方を示されています。

　ある事態を悲観的に予言することによってその悲観的な事態が引き起こされるという落とし穴があり、医療者が悲観的か楽観的かで、患者の予後が大きく異なるということは、先生は他の著作でも書かれています。それは「医者ができる最大の処方は（願わくは空疎でない）〝希望〟である」(四)という言葉にも込められていると思います。

また、再発時に発病過程を繰り返すとしたら、発病の過程や経過を知ることで再発を防ぎ、再発への不安も減らせます。

論文ではその後、「ひょっとすると統合失調症は本来なおりやすいものであるけれども、それを妨害する要因が時には非常にたくさんあるので、結果としては遷延することが少なくないという考えもありうるのではないか」(五)と書かれています。

ここでいう「妨害する要因」の一つとして、今触れました、悪化の経過をたどり治らない病気とする医療者の悲観が回復への妨害になってしまうと解釈しました。加えて、先生が初期の論文から繰り返し書いておられるように心には自然回復力があって、治療も自然回復力を妨げない治療、自然回復力を高めるためには患者さんとご家族、支援者の士気を維持することが重要である、という視点がポイントになると思います。

中井　ぼくは、それを書いた時より今はもっと楽観的だと思います。ぼくの周りの医者が、この病気についてあんまり悲観的に考えなくなったからね。

自然回復力の経過の表れの一つとして病気の症状があってね、心身の不調や幻覚とか妄想とか、病気の症状も実はもう少し待っているとその人の足元を照らし出すようなものになっていく。けれども、患者自身も医療者も症状の驚異的な力に脅かされるから、目をつぶってしまう。そういう面を見ないというところがある。僕はね、どうも病気の治り方っていうのは症状の中に隠れているという考え方もできるんじゃないかと思う。つまり、これからしばらくどういう道を歩くのかってこと。その人がよりよく生きるための道を示すというところがあるんじゃないかと。

森越　この後、論文では「患者が陥りやすい罠（陥穽）」の記述が続きますが、これについては体験ノートで患者さんたちが語っています。

先生はこの論文の最後に、「どのような統合失調症患者も百パーセント統合失調症的ではない」(六)と書かれました。また、『最終講義』でも「最後に、どのような患者も、学者の記す統合失調症ほどには十分に統合失調症的でないこと、つまり現実の患者は現実がすべてそうであるように不完全に統合失調症的であること」(七)を言い添えておられます。

「どのような統合失調症患者も百パーセント統合失調症的ではない」という、この言葉の意味をずっと考えています。私の今の理解では、病気でない健康な部分がもちろんたくさんあって、病気の部分もそれぞれ違うと……、そのようなことでしょうか。

中井　「言葉」というのは広がって考えてみたり、もっと縮こまって狭いものとして考えてみたりしながら、考えってもんは進むのだと思います。「概念」っていうのはそうですね。概念というのは絶えず生きている。統合失調症という概念も膨らんだり縮こまったりして、それでいいかと言われたらよくないかもしれないけど、そうでなければ概念が道具にならないと思います。考える道具ね。だから統合失調症という概念を、思考の道具として奪い返す必要があるんですね。そのためにこの本を発行しなきゃならないと思うのですけど。

森越　統合失調症の概念を奪い返す？

中井　考える道具の一つとして奪い返す必要があると思います。奪い返すって言うと、たいていの概念、できてしまった概念っていうのは、生まれてから途中まではぽわっと雲のように漂ってくるものかもしれませんね。統合失調症って概念もそうでしょう？

森越　それは一人一人の精神の深くにある概念を変えるということでしょうか。それとも一般的な社会の中で既にできあがっている統合失調症のイメージを、もう一度つくり変えるということでしょうか。

中井　いやぁ、それはどっちでもありうることだと思います。〝考える患者〟というのも一つの概念であると思いますね。そもそも、患者が考えていることで統合失調症が一つの概念の形を取る……、私どっかでそんなことを書いたことがあるな。

森越　今お話をうかがって、一般的な統合失調症のイメージが変われば、そこに希望もあると思いますし、患者さんの力で、変えられるのではないかと思いました。

中井　概念にはこれでおしまいであるというのはない、これが究極版であるというのはないかもしれませんね。

統合失調症という概念をまとめようという努力、そのまとめようとする概念を縦に割ってみたり、何かする努力、これはどういうことであるかと問い続けること。「人間とは考える葦である」っていったら、そんな努力をするということじゃないですか。

宇宙というのは考える道具であるといえば、それは絶えず新しい形になって現れる。それでいいんじゃないですか。考えさせてくれるということは、推進力ですから。

それから「どのような統合失調症患者も百パーセント統合失調症的ではない」、この言葉には、一人の統合失調症の人は統合失調症のサンプルみたいなものじゃないよという含みがあります。だから自分は統合失調症のサンプルじゃないというわけですね。

君のところ（ラグーナ出版）にいる〝考える患者〟っていうのは、あるんだけどね。ぼくの概念の中にはね。

森越　生きるために病気を使いこなそうとしている人たちがいます。〝考える患者〟というのは、私たちの本のタイトルにもなりますね。

中井　タイトルは考える患者でいいんじゃないですか？　精神科の患者は考えているということを、誰も言ってないかもしれないなぁ。

森越　私たちは先生の言葉を読んで考えてきました。読むたびに心に残るのは希望です。それは、これまでの統合失調症のイメージが解かれ、回復の可能性、社会の中で担える役割の可能性、可能性の中の希望です。

「どんな統合失調症患者も百パーセント統合失調症的ではない」

私たちは、ここから始めたいと思います。

一、発症以前

統合失調症は、だれもがかかる可能性があり、突然起こる病気ではない。ここでは、病気の前段階である、余裕から無理、あせりの時期をたどる。

一―㈠　統合失調症の前段階

テキスト

◆統合失調症は、突然起こる病気ではない。必ずその前段階があり、準備状態としてのいくつかの過程を経て発病する。(八)

◆発病過程を知ることは、発病の予防や再発の防止にも役立つ。その過程は「余裕の時期」から「無理の時期」「あせり（焦慮）の時期」を経て発症につながる。

おおまかには、一応健康な生である「余裕の時期」から、ある特定の事態に対して全力をあげて対処しようとする、硬い構えの「無理の時期」を経て、無理な努力が空転しあせりだけが次第につのって、しまいには何に向かってあせっているのかさえ判らなくなる「焦慮の時期」を通過する。この時期には、次第に家族や社会から離れて一人孤立し、発病の前段階となる。(九)

◆人はいつも「余裕の状態」にいるわけではない。無理をし、焦る。この三つの段階を上下しているのがむしろ人々の日常であろう。ただこの三つの状態の「風通し」がよく、状況に応じて「余裕」への方向をとりうる者が健康者であろう。困難にぶつかると発病への準備性の高い人はいわば氷雪を頂く山頂の方にむかって逃げる。[（一〇）]

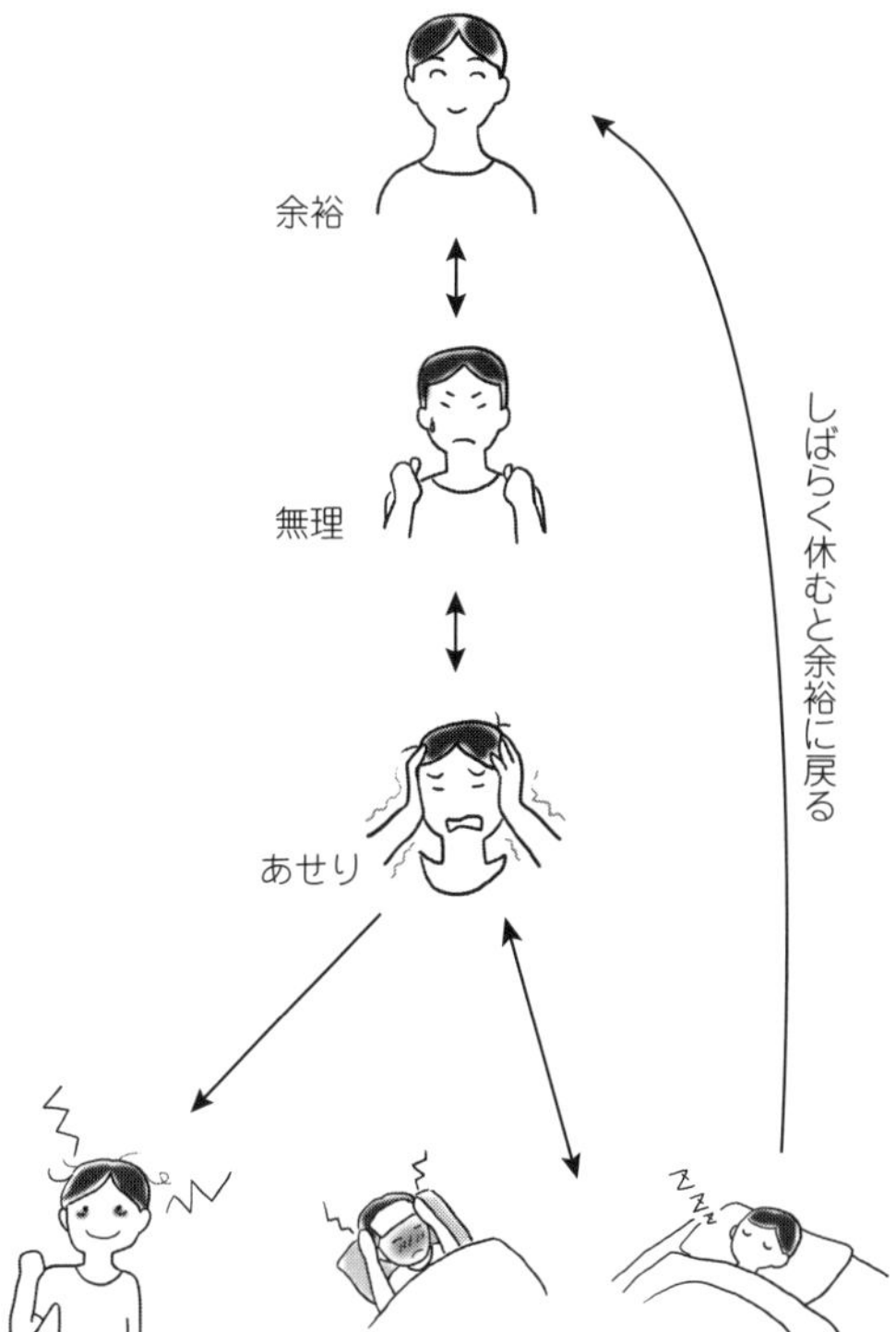

図１　発症か余裕の方向か

体験ノート

なぜこの病気になったのか？

【ウナム】子ども時代から何か困難があると「休む」ことより「頑張る」方向を選択していた。そもそも休みの取り方を教わった記憶がない。高校時代、睡眠三時間の生活を続け、周囲にとってもそれが当たり前の現実となり、半年後に原因不明の胸の痛みが起こり発症した。あせりを本人は気づきにくいので、注意してくれる人の存在が必要である。今回、自分の病気の経過を知り「そうだったのか」と腑に落ち、治っていくような気がした。

【エピンビ】山頂（発病）から見えた風景は、夢と現実の境目がなくなった世界だった。調子が悪くなったらその体験を思い出し、幻の山に登った淡い思いを抱きつつ、ふもとの辺りで立ち止まれるようになった。「氷雪を頂く山頂」の具体的なイメージは、大学三年時に行ったパキスタンのラカポシ山（七七八八ｍ）を谷向こうから眺めた景色である。精神病になることは恥ずかしいことだと思い、「自分が変だな」と思っても誰にも相談できず心理学の本を読んだが、経過の説明はどこにも載っていなかった。学校教育のなかで、統合失調症の経過について取り扱ってほしい。

【緒田】幼いころから周囲に溶け込めない感覚を抱いていて、この病気にはなるべくしてなったように思う。司法試験の勉強中、失恋というショックが重なり幻聴が聴こえはじめた。ここで、「氷雪を頂く山頂の方」（発症）へ駆け上がってしまった。山頂で私は神となり、実際小高い丘に登った。神の気持ちになって人間界を見下すと「私は神となったが、何一つ善をなしていない上に、神になったという冒とくをおかした。悪そのものではないか」と悟った。現在下山の途中にいる。

▼発症の手前でできることとは？

□困難があると、頑張るより休む姿勢をとる　□休みの取り方を知る
□手を抜くことを覚える　□とにかく睡眠
□孤独の中で、自分変革を望まない　□自分は無理ができるとうぬぼれない
□無理をしてあせったとき、注意してくれる家族、友人を持つ

解説

中井　病気の経過を知ることで楽になった？

森越　はい。腑に落ちた、何年も苦しんでいた胸のつかえがとれたという話がありました。

中井　それは普通の人が問題を解こうと苦労する、苦しむときと同じですね。すらすらといい感じというわけ？

森越　はい、言葉にならない「いい感じ」と言っていました。

一―(二) 余裕の時期

テキスト

◆まず、出発状態である一応健康な生をかりに「余裕の時期」と名づけよう。

余裕の時期は、要するにくつろぐことのできる時期、すなわち世界と自己とが峻別されず、また、この両者が孤独の中で対決することのない時期である。親しい人々、近しい事物は自己の延長であるように扱われ、自己の色合いを帯びて感じられる。〝自己価値感情に関して中立的な〟といわれる行為、たとえば趣味や雑談ができる。(二)

◆統合失調症になりやすい人は、ゆとりを失いやすい人であることが多い。ゆとりとは、何かが不意におこっても対処できる余力である。対人的距離が適当であると、ゆとりを維持しやすい。(三)

◆一般に安全と恐怖を軸として動くのが統合失調気質者の特徴であり、彼らの場合〝余裕〟は主として危険からの十分安全な距離（すなわち十分な警戒的安全）として定義されうるような形のものである。そのような人は、力を抜いた構えでさまざまな種類の突発的事態に対処可能であることを「余裕」の状態であるととらえる。（一三）

◆「ゆとり」と「あせり」は患者の気持ちをくむキーワードのひとつである。「ゆとり」（余裕）の反対語は「あせり」（焦慮）であろう。

「余裕がありますか」「あせってはいませんか」などと尋ねることは、医学用語で症状を問うよりも心の状態を共感しやすく、よく理解される。また、これらの言葉は、患者の安全保障感を掘りくずさず、治療目標の設定にも一役買う。「まず、あせりが減って余裕がでることを目標にしましょう」というと、本人も家族も、少し気を楽に取り組むことができる。（一四）

◆「あせり」や「ゆとり」は初診時にも聞かれて、治療への合意の契機となる。再発の反復に疲れている病者の気持ちを汲むときのキーワードの一つでもある。長く病棟生活を送っている病者への接近のために活用性の高い言葉でもある。「余裕感の中で憩う」ことを目標にするなど、治療目標の設定を可能にするものである。（一五）

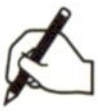

体験ノート

余裕（ゆとり）とは？

【ウナム】人と安全な距離を保つことで心の余裕をつくっている。周囲からは自閉的に見られるが、私にはちょうどよい距離感である。

【緒田】幻聴に巻き込まれているときは余裕がなかった。「これは幻聴だ」と客観的に判断してコントロールできるようになると、余裕が生まれる。

【星礼菜】睡眠を十分とることで余裕が生まれる。睡眠は身体の疲れを取り、やる気を起こさせる。不眠や昼夜逆転の生活を送ることで、社会との接点を失っていき、この病気になったと思う。

【のせ】「こわいがよ（こわいよ）」が口癖。ともかく最初に安全と恐怖を確認することが大切である。

▼患者にとっての「余裕」とは？

□卒業や試験の後などのほっとした状態のこと

□突発的な出来事に対処できる状態のこと（不意打ちに弱い）
□こちら側の世界（日常生活）で普通に暮らせること
□歌っているときのようなリラックスした状態のこと
□心にゆとりがあってくつろぐことができること
□冷静、慎重に行動できること
□自分を客観的に見られること
□永遠になれない憧れの状態

解説

中井　警戒的安全とは、警戒しながら、自分が安全であることを確かめ合ってる、確かめ直してるってことです。例えば、ぼくは雷が苦手です。

森越　どんなふうに苦手ですか？

中井　押さえつけられるような気がします。音が。近くに落ちたことがあるんですけど。それと、朝から雷感がします。

森越　雷が鳴る前からですか。

中井　はい。雷感があって、そんなときは、いかに避難するかと考えたり、雷の科学的なものを読んだり、いろいろしました。

一－㈢　無理の時期と一念発起

テキスト

◆健康というものはたえず揺れ動いているが、少々無理をしても復元力が働いて、健康の範囲をでないようになっている。この復元力は非常にたくさんの種類の力の集まりである。分子遺伝学レベルから細胞活性、免疫、血液動態、内分泌、神経系その他である。また一つの細胞にもそれ自身の復元力があり、一つの臓器にもあり、全身にもある。また少しぐらいのことでは揺らがない余裕がある。ところがこの復元力をこえる力が働くと、失調がおこる。無理と余裕のバランスをとることが大切である。(一六)

◆人間とは何かといえば、それこそいろいろな定義の山だろうが、無理をする唯一の動物、限界をこえようとする唯一の動物ともいえるだろう。それは人間を人間らしくしたが、いろいろ代価を支払ってもきた。疲れ病んだ時はただちに体を横たえる動物のような感受性は、しかし人間も失っ

ていない、と私は思う。（一七）

◆あることを成し遂げようとひたすら思い込んで取り組む一念発起や、一つの目的に全力で向かおうとする硬い構えが無理を助長する。

受験や就職、自己変革など、何かで一念発起して、一つの目的に向かって緊張する。食事や睡眠が二の次になる。この目的に関係しないことはやらなくなる。予想しない事件の不意打ちには対処しにくくなる。（一八）

◆「無理の時期」は〝警戒的安全〟という立場からみれば、一つあるいは少数の事態により有効に対処できるように変改された心理的生理的状態である。いわば力のこもった、力んだ、ある構えをとった、〝突出した〟姿勢である。これは予想される少数の事態への対処の有効性と引きかえに多少とも予想外の事態とくにその突発にはうまく対処できないという短所をもっている。彼は、剣道でいえば〝お胴！〟に弱い。（一九）

体験ノート

一念発起と病気の関係

【ウナム】 野望（一念発起）を抱くと調子をくずしていたので、抱かないように努めている。また、規則的な生活のペースを守り、無理なことには手を出さない。健常者から見れば、さぼっている病気と思われるかもしれないが、経験から学んだ再発予防である。

【エピンビ】 大学院を卒業し就職したとき、新人研修で気合いが入っていた。眠るのが惜しくてほとんど眠らず高揚した気分で参加し、結果的に発症につながった。

【緒田】 自分だけは例外でどこまでもがんばれると考えていた。無理が一定のレベルを超えると、頭の中がさわがしくなり、音が記憶に刻み込まれるように聴こえ、言葉が出ない状態になり、ほとんど死んだようになってしまう。しかし無理がなくなったら自分が壊れそうで怖いので、毎日一念発起して状態をつくっている。また予想外の事態や不意打ちに弱いことは、まさに統合失調症患者の特質のひとつである。「無理しなくていいよ」「ペースが速い」と言われても、なかなか構えを崩すことができない。

▼無理が重なったときの対処法は？

□十分な睡眠（これができたら最高！）　□横になる（休む）　□お風呂　□アロマ
□掃除や身近なものの整理　□頭脳活動を止める　□新しいことに取り組まない
□家族や学校、職場などの身近な人に相談　□主治医に相談

解説

中井　無理の時期には、一念発起して最初は努力が実り、例えば成績がトップになるとか夢がかなうことがある。そうするとこのままいけると思って無理が続いてしまう。さきほどの自己価値感情（九〇ページ参照）とは「オレ様もたいしたもんだ」と思いたい気持ちのことですが、一念発起して自己価値を大きく向上させたり破壊したりして、趣味や、雑談などの中立的な行為を行わなくなったりします。

森越　患者さんから、「一念発起して病気になる人とならない人との違いは何でしょう」という質問がありました。

中井　休養できる、限度をどこかで学んだ……。それを学んでいる人とそうでない人との違いですかね。「なんか危ない」って分かる人ですね。私も自分がそうだったような気がします。それからもう一つ、危ないと思ったらうぬぼれないことですね。よく休むことができる人。「いいかっこしー」と関西人がいうような、自分を鏡に照らしていいかっこしてきたぞーと、そういうところに重点をおいてしまうところでしょう。

一―(四) 統合失調症への傾きをもつ人の無理の仕方

テキスト

◆統合失調症への準備性のある人が「無理の時期」に入る契機は、健康者が無理をする場合の契機と同じくほとんどあらゆる種類のものがある。

しかし、統合失調症への準備性のある人の「無理 effort」は躁うつ病への準備性のある人の行う無理といくつかの点で対照的である。

躁うつ病への傾きをもつ人はほとんど自然に連続的に「無理の時期」に出入できる。そもそもそのような人は問題解決にあたって一般に現実の中に範例やモデル的存在を求め、それにならい、あるいはそれに接近しようとして無理をする。彼らの無理は著しく労作指向的である。すなわち、とくに庇護的空間の外において問題解決に迫られた場合、彼らはほとんど自然的に努力を高めてこれを解決しようとする。

これに対して、統合失調症への傾きをもつ人が無理をするためにはより根本的な、あり方の転換を必要とし、実際〝人が変わった〟ようになる。

たとえば、いじめにあった少年も「余裕の状態」から引き出されて状況の中においてある構えをとるよう強いられるのだが、友人に相談して似た経験の有無をたずね、その内容に学ぶとか、相手とただちに決着をつけるとか、仲介者をさがしたりする場合は比較的少ない。家族や周囲に打ち明けてその精神的支持をえられない事態を先取りした場合、自分自身の対応能力を最高限界にまで高めようとしたり、自分の弱さを克服して完璧な人間になろうと日々努力したりする。

より根本的な、在り方の転換を求める傾向は、とくに自我同一性（「自分は何者で何をなすべきか」の迷いや「本当の自分」を求める気持ち）をめぐる思春期危機に現れやすい。(二〇)

◆統合失調症への準備性のある人が自我同一性について思いめぐらすとき、それはしばしば宇宙や人間の本質についてのきわめて統合的《シンタグマティック》全体的な考察から入る場合が多い。すなわち小問題を大問題の形に引き直して解こうとする。

これは非常な〝堂々の陣構え〟であるが、具体的な自己に関する自我同一性へと収束せず、むしろ自我同一性の拡散といわれる事態におちいる危険が多い。

そもそも人間とは何か、職業とは何か、結婚とは何かという一般論からはじめて、具体的な生き方に至ることは原理的にも困難である。具体的結論がえられたかにみえても実は幻想にもとづくものである可能性がつねにある。(二一)

体験ノート――大問題と小問題

【ウナム】 何でもできると思ったときにマルクスの『資本論』をためしに読んでみたら、まったく理解できなかった。このことから自分は万能でないと気づいた。頭の中ではなく〝行動〟の中にこそ万能感と日常のつまずきを避けるヒントがある。

【エピンビ】 日常生活上のつまずきは「小問題ではなく大問題を考えるクセ」にある。大問題を考えていると何でもできる気になるのが困ったことだ。頭の中は大問題のジャングル状態で、宇宙とは何か、人間とは何か、働くとは何かなどを考えると、実際に何かを行っているわけではないのに万能感がある。講演会会場で、発表者の高尚な問題に対して深い質問をして溜飲を下げる一方で、日常生活の何でもないことにつまずき、簡単な仕事ができない。「小さいことに足をすくわれる傾向があるね」と言われる。

【緒田】 毎日、在り方の転換を希求している。私はそれを〝再生〟と呼んでいる。

【のせ】 孤独とは何かについて考えるが、夕方の一人のときの時間をいかに過ごすかは難題です。

▼「大問題」を「小問題」に置きかえること

・人間とは何か？→目の前の人との関係を考える
・恋愛とは何か？→気になる人と普通にあいさつができるようになる
・働くとは何か？→どんな仕事があるか調べる
・親孝行とは何か？→家事を手伝う

〈ポイント〉大問題より身近な問題から手をつけよう

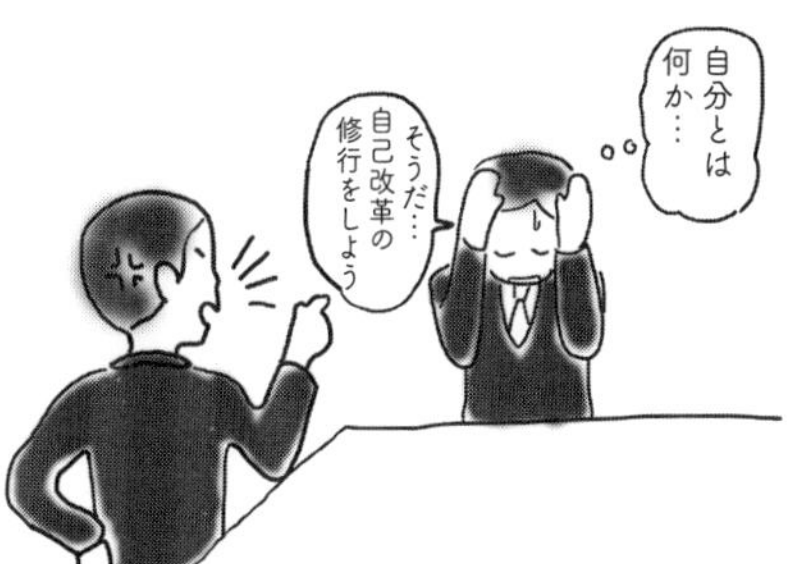
自分とは何か…
そうだ…自己改革の修行をしよう

図２　大問題を抱えるクセ

解説

中井　再発に向かう時にも一念発起があるかもしれません。慢性期にある患者さんでも「見果てぬ夢」を追ったり、目標ばかりを追求することがあるでしょう。

これには、現実や信頼できる人の言葉など、信じてよいものに対する基本的信頼が危うくなり、信じてよいものを信用せず、根拠の薄いものを信じ込むという〝さかさまな心情〟があるかもしれません。

一—(五)　あせりの時期と失調状況

テキスト

◆「無理の時期」から「あせり（焦慮）の時期」への転換を特徴づけるものは、まず、あせりがもはや行動に解消しないという一事である。

　無理を続けても思うような結果につながらないと、あせりがつのり空回りする。蟻地獄に落ちたようになる。どのように動けばよいのか、もはや判断できず、行動できなくなる。あせっても行動や結果に結びつかないアンバランスな「失調状況」を経て、無理からあせりの時期となる。（二）

◆統合失調症への傾きを持つ人のあせりは、小問題をも大問題の形にひき直し、一挙にかつ最終的に問題を解決しようとする姿勢から生まれる。

　無理の契機となった「一念発起」が深まって「失調状況」はその深化でもありうるが、新しい突発事による状況崩壊もありうる。たとえば自分にそぐわない問題に向かって努力を続ける「出口なし状況」、小さな問題や変化に強くこだわり、大問題としてしまう「悪夢化状況」、たえず揺れている土地の上に家を建てようとする場合のように努力がその都度空無化する「流砂状況」、予想されない突発事によって「無理の状態」に必要な構えが崩壊する「突風状況」などが失調状況のなかに数えられよう。

いずれにせよ「失調状況」は後退、脱出できないワナのような構造をもっていることおよび現実の時間的、空間的、心理的距離測定が不可能になるか、測定がたえず裏切られることが共通特徴である。

ここで努力をつづければ急速に消耗性のうつ状態におちこむ。ここで周囲に救いを求めるならば、転導は可能である。(二三)

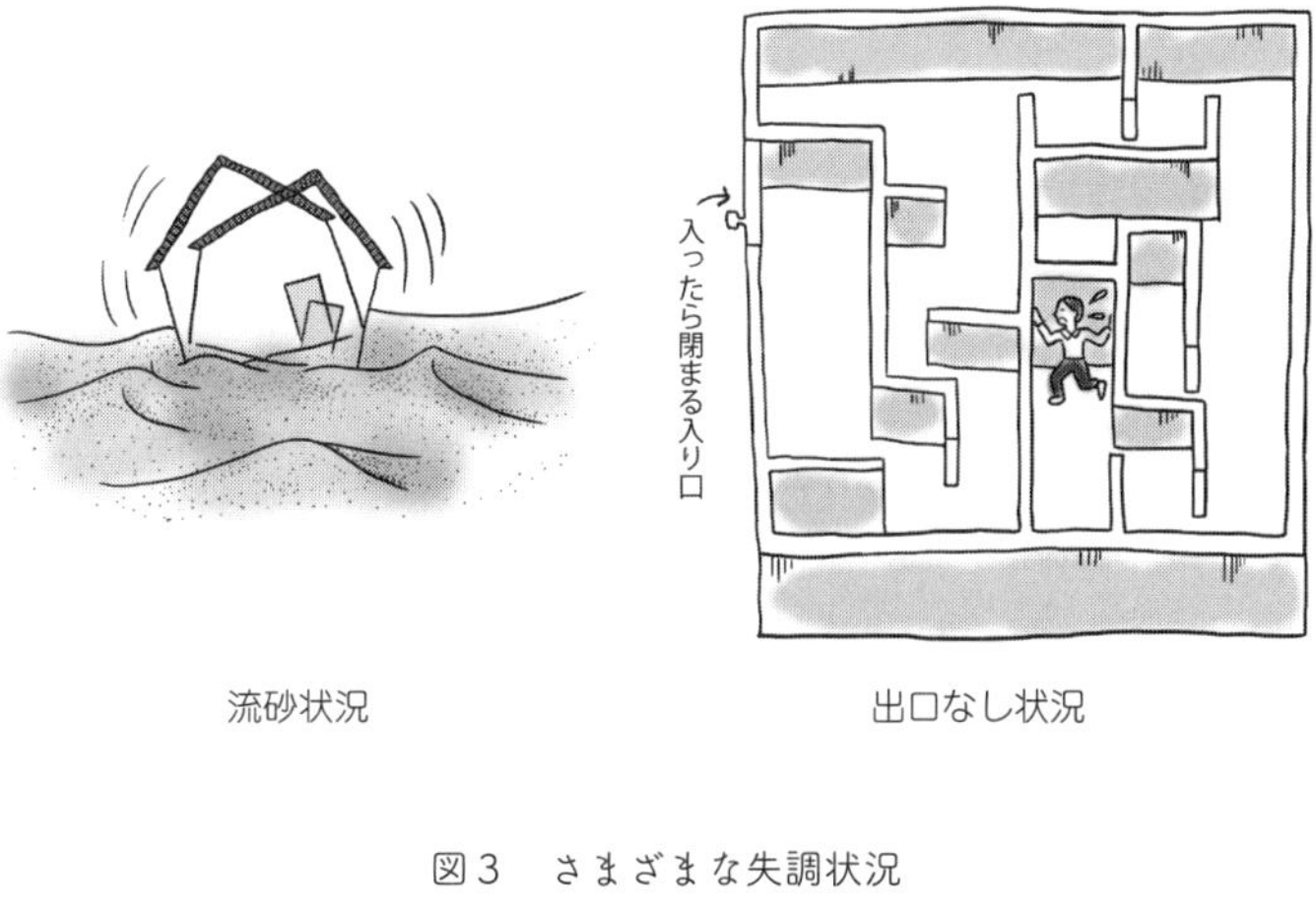

流砂状況　　出口なし状況

図３　さまざまな失調状況

体験ノート
失調状況から抜け出す方法

【エピンビ】「出口なし状況」では、思考が止まらない。考えたことがどんどん事実になっていって、宇宙に飛翔し、帰還が難しい。「流砂状況」では、自分では結果的には何とかなると思って行動しているので、そこが困ったところである。

【緒田】余裕の時期に読書をはじめ、無理を重ねてあせりの段階に入ったしるしは、活字が踊り出し、自分を愚弄してくることである。風呂に入って、睡眠を十分とると元に戻り、この繰り返しを反復しているように思う。休息のタイミングを知ることで再発を防いでいると思っている。
あせりの状態では、何も手につかず、不機嫌で怒りっぽくなった。そこにこだわり（小さいことが大問題となる）が生まれ、世界中の出来事や物音などが自分と関連しているような気がしたら病院へ行く必要があると思う。一度落ちたら抜け出せない、まさしく蟻地獄状況だった。

【黄桜】高校受験の勉強のペースで、高校時代睡眠を削って勉強した。大学受験失敗の後、「勉強しても幸せではない、ただただ苦しい」と思い、予備校を辞め、入院となった。退院後、親は勉強を促すこともなく、太ったことをネタに笑い合った。親のやさしさと「がんばらなくてもいい時間」

によって失調状況から抜け出せた。

【星礼菜】　最初の職場で上司にきつい仕事を押しつけられ、朝八時から夜一一時まで働いた。社長は「文句を言わずに仕事しろ」と言い、同僚は次々辞めていった。就職難の時代で、次の就職はないと思い、ぼろぼろになるまで働いた。奴隷ではなく一労働者として扱ってくれる会社に就職し、心を許せる同僚がいたら心の安定をはかれていたと思う。

解説

中井　私は、無理の時期からあせりの時期への変化を、現実に効果を生むか生まないかという点で考えました。

一時的にでも現実に効果が出ると無理を続けてしまいますが、あせりの時期では、もはや幻想的な結果しか生まれず、努力が空回りして、ますますあせりがつのってしまう。それまで目立たなかった人間が急に自己主張し始める時期です。

発病に接近していくときに加速因子となるのは、劣等感であったり、周囲の評価を期待する気持ちであったり、「ついになりたい自分になりつつある」という達成感であったり、宇宙大にまで自分を広げて考える大問題への傾向であったり、現実離れした慎重さの不足かもしれません。

一―(六)　あせりからどこへ向かうか？

テキスト

◆焦りや不安や追われる感じがつのり、いつの間にか家族や社会と距離ができ、孤立が増すが、だれにも頼れないと思いこむ。不安にもなってくる。ときに調子が高くなったり、逆にゆううつになったりする。元来が過去を悔やむよりも未来を先取りする人であるが、不安がしだいにはるかな未来まで先取りしようとする。その結果、ごくかすかな徴候的なものに敏感になる。より厳密に徴候をとらえようとして覚知性が高まり、その結果、雑音のようなものから重大な結論をだす。いちおう現実的な目的にむかって始まった努力がいつの間にか現実からさまよいでている。目の前に見えているものより予感や予兆のほうが迫力をもつ。

このあたりで疲労で眠り込んだり、身体の病気になって休息できれば、発病しなくてすむはずである。しかし、数カ月の休養を必要とするかもしれない。(二四)

◆精神科では、なぜこんな些細なことで発病するのだろうとふしぎがられる場合もあるが、それは図4のように説明できる。

砂を少しずつテーブルの上に落としてゆくとしよう。最初のころの一粒は落ちたあたりの数粒を動かすだけである。ところが最後の一粒は、同じ砂粒であるのに、全体にすごい力を及ぼす。この一粒の重さで全体が崩壊する。「最後のワラの一本」というたとえがある。ラクダにワラを一本ずつ積んでゆくと、どの一本かでラクダがつぶれこむ。その一本のことである。これが、ごく些細な条件が大きな病いの引き金をひく説明になるが、そのワラが「原因」ではない。（二五）

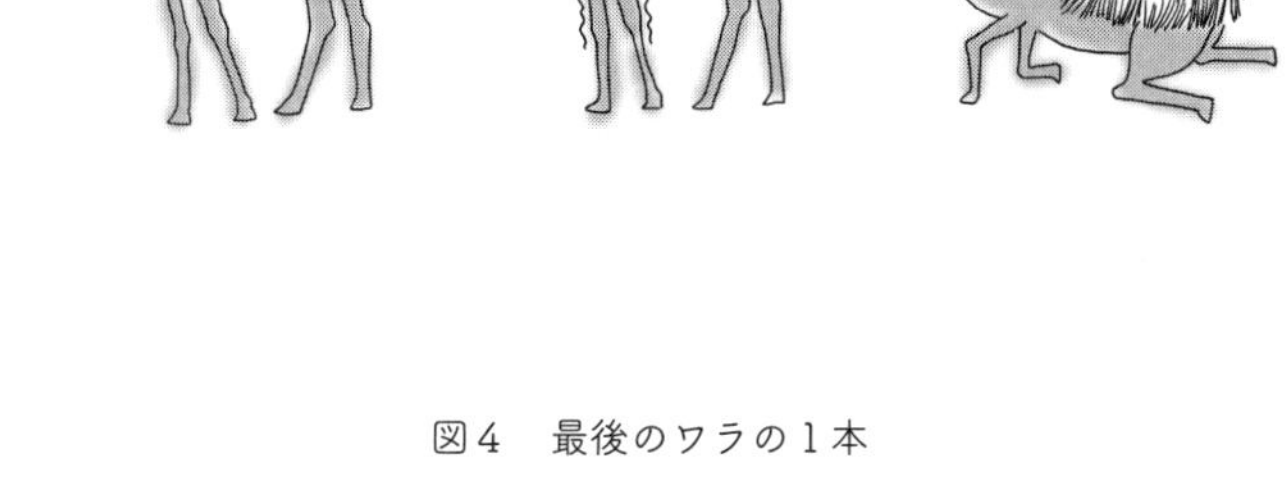

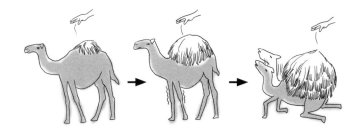

図4　最後のワラの1本

体験ノート――あせりから発症へ

【ウナム】恐ろしいことは、ワラが積まれることが当たり前の状況で、本人も周囲もその危険性に気づかなかったことである。三時間睡眠を続けていたときに、休んでいたらと後悔している。

【緒田】状態の悪いときほど頑張ろうとしてしまう。休息を入れる工夫をしたが、怠けているんじゃないかという考えがよぎる。あせりが募るにつれ音が記憶に刻み込まれる感じがして、耳をふさいで対処している。雑音から重大な結論をだすことは、統合失調症患者の常識だといえる。

【栗】一人暮らしの資金を貯めるために、朝八時から夜一一時半まで二つのバイトを掛け持ちして働いた。親代わりの叔母たちから「バイトを休みなさい」と言われたが、独立したい一心で働き続けた。不眠がはじまりあせりだけが募り、ある朝、ゴミ出しをしているとき、「あの子だよ」という幻の声が聴こえ、その後、入院となった。このとき叔母の言葉に素直に耳を傾けるか、熟睡できていたら病気にならなかったと思う。

【のせ】まわりに頼れなくなり孤独になった。雷の音が自分への裁きだと思い、うつ状態になった。

解説

森越　自分ではやれると思って進んでしまって、あせりを自覚できないとき、止める手だてがありますか。
中井　そういうとき、親友が役に立つんじゃないでしょうか。ぼくはやり過ぎそうになったときは、結局、止める相手がいたんです。
森越　一〇代のころですか。
中井　そうです。それとうぬぼれないことです、できると。うぬぼれてるときは生理的感覚っていうのが何かあるんですね。うぬぼれてるときが危ないですね。
　ただぼくはね、「病気の症状の中に、生き方を示すものがある」という考え方もできるのではないかと思う。つまり、これからしばらくどういう道を歩くのかということを症状が示すところがあるのではないかと。そして広い意味での人間の体がね、病気のはじまりのときに、どんな病気であるのかをぼんやりと示してくれるものなのじゃないかと考えるようになってね。病気のゆく手をそれとなく示してくれている。はっきり決まってはいないんだけど。
　例えばうつ病というのは憂鬱さを示すわけですね。この間、患者さんから手紙をもらいました。その中に、大雨、雷というような経験があったが、嵐を通り抜けてはじめて嵐とは何かを教わったと。無理もあせりも通り抜けてからはじめて分かるのかもしれないね。
　あせりの時期は休むこと。風呂はいいみたいなんですけどね。

二、前兆期

あせりの時期が長く続き、心や身体にさまざまな症状が出現する。

患者が「最もつらいかった時期」と回想するこの時期を、「発病時臨界期」から「いつわりの静穏期」への流れのなかでたどる。

二—(一)　発病時臨界期——臨界期の意義

テキスト

◆急性精神病症状が発症する前と後ろ、「発病時」と「回復（寛解）時」に、さまざまな身体の不調がおこる時期がある。この時期を、それぞれ「発病時臨界期」と「回復（寛解）時臨界期」と名付けた。発病過程においても、回復（寛解）過程においても、臨界期は転回点である。[二六]

◆急性期の前と後とに身体症状がみられることにはどういう意味があるでしょうか。私には、「臨界期」が寺の入口出口をまもる仁王様のようにみえました。つまり、急性統合失調症状態という苦しい状態が起こらないように、身体疾患で食い止めようとしているのではないかと思いました。一般に、身体のうちでも中枢神経系は特別に護られていて、他の身体部分に比べて特別扱いになっています。血液脳関門がそのよい例です。神経細胞は直接血液に接していません。神経細胞が浸っている脳脊髄液は血液よりずっと精妙で成分が一定で安定しています。その機能も特別によく護られていて当然でしょう。

そこで、私は、臨界期のいろいろな現象となって現れるにはそれだけの身体的基盤があって、それが統合失調症状態からわれわれを護っているのではないかと考えました。

つまり、統合失調症でない人は、のほほんとしていても統合失調症にならないのではなくて、日々、何らかの入力によって、統合失調症状態という、とても苦しい、逆説的な、宙づりになっているような状態の実現を妨げられているのだと考えることもできるでしょう。つまり統合失調症状態にならないためにはエネルギー的に入力が必要であり、またそのためのシステムが必要だということです。これは、ＡＩＤＳが教えてくれたように、免疫系がいかにわれわれを日々護ってくれているかということに似ています。免疫系の能力が下ればふだんは無害な菌やカビが重い感染症をつくり、あちこちが腫瘍化します。

私は、統合失調症から人間を護るシステムとは何かということを考えました。その候補は、発病の時に最後のあがきのように乱れた活動を示すもの、また回復の折にまっさきに現れるものに求めるのが順当でしょう。私はこれをまとめて次の順に並べてみました。睡眠、夢活動、心身症、意識障害、死です。この順に、副作用というか、有害性が増加するからです。睡眠には有害性は全くありません。死はコンラートの指摘する超高熱・筋肉融解の形で現れる有熱性緊張病の場合もありますし、強烈な自死への衝動として現れることもあるでしょう。発病の危機の段階での自殺もあるのです。(二七)

二―(二)　発病時臨界期――身体症状の現れ

テキスト

◆身体の乱れと感覚過敏のこの時期は、病気への入り口であり、頭痛、緑内障、便秘と下痢の交代など自律系の乱れが身体にあらわれたものから、インフルエンザや虫垂炎のような身体病まである。悪夢をみたことをあとで話す人も多い。さらに聴覚過敏がおこる。遠くを走る救急車やパトカーの音、天井のきしみなどが自分にとって聞きのがせないもの、どこか自分と関係あるものに聞こえる。聴覚、味覚（「このごはん、なにか毒が入っているのではないか」）、嗅覚（「コゲたような変なにおいがする」）におこりやすく、視覚は比較的しっかりしているが、夜間および慣れぬ土地では怪異体験がおこりうる。ここで、身体の最後の警告を聞けば危機が回避される。(二八)

◆発病時臨界期前後には一時的に言語、行動が活発となり、病感がつよまり、家族への訴え、医師（多くは内科医であるが）を訪れることなどがみられる（この行為に周囲は正しく対応できず、む

しろ錯乱と受けとることが多い)。(二九)

解説

中井　「臨界期」のヒントを得たのは、唐招提寺というお寺です。唐招提寺から薬師寺に向かって歩いているときに仏様たちの姿を思い描きながら行ったんです。今でもそれが目に浮かびます。私は元来奈良の人間で、友人を案内しながら歩いた記憶があります。そのとき仁王さんが浮かんできた。いや、正確には天平の仏像を見て考えていたというのが本当のところですね。

「臨界期」という言葉の説明のためにグラフを書いたり、仏像を連想したりとか苦労しました。

もう一つのヒントは、理論物理です。湯川さんがノーベル賞をもらったころで、親しい連中が、京大の物理に入ってきたもんだから、ぼくも少し勉強して……。あとラボリの本を読んだというのが大きいですね。

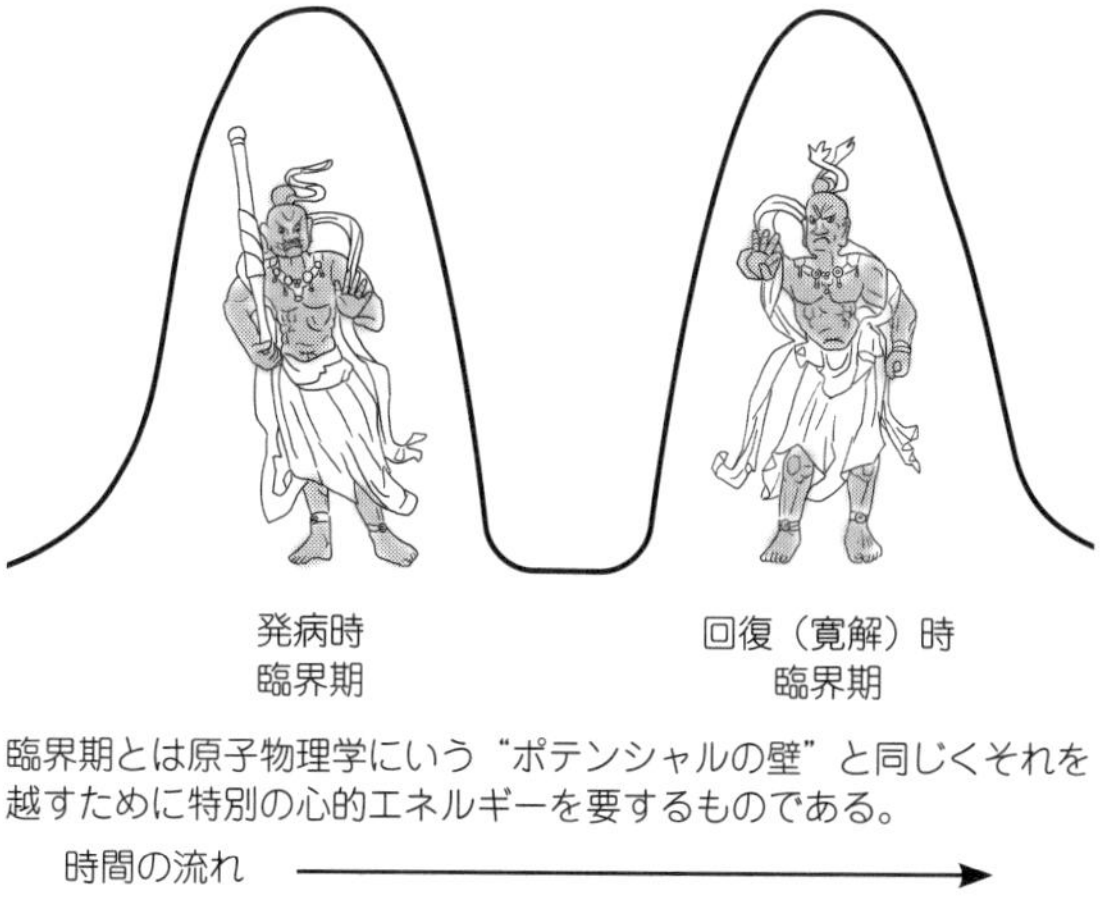
発病時
臨界期
回復（寛解）時
臨界期
臨界期とは原子物理学にいう“ポテンシャルの壁”と同じくそれを越すために特別の心的エネルギーを要するものである。
時間の流れ

図5　仏像と臨界期

二—（三）発病時臨界期——ポテンシャルの壁

テキスト

◆多くの病者は、もっとも苦渋であったのは発病後よりも「あせり（焦慮）の時期」から「発病時臨界期」にかけてであったと回想する。おそらくこの時期に起こったなにごとかが「いつわりの静穏期」を経て統合失調症状態として顕在化するのであろう。発病について「あれほど苦しい時期を経験したのだからノイローゼになっても無理ありません」と語る病者が少なくない。(三〇)

コラム　**〝ポテンシャルの壁〟と抗精神病薬**

統合失調症の発病を妨げていたポテンシャルの壁は、いったん統合失調症状態が成立してしまえば、そこから出にくくする壁になる可能性があります。この壁を低めるのが抗精神病薬の一つの働きであろうかと私は仮定します。

　では、発病時臨界期には抗精神病薬は、発病しやすくさせることもあるのではないか。実際、そうなのです。私の先生の安永浩はそれを観察していますし、私も劇的な例を経験しています。ただ、これは治療が不適切であったという場合ですから、そんなに例数がありません。

　さらにそれより以前、発病の前段階になりますと、抗精神病薬で何を使うかについては専門家の中でも意見の一致はないと思います。この段階では薬の抗精神病性はまだ標的が顕在化していません。他方、薬の持つ不都合さが表に出ることが少なくありません。特に、抑制作用はこの段階では「いざという時にブレーキがかかる」という苛立ちを生みます。抑制よりも、緊張の解消、睡眠の確保、安心感を生む土壌の醸成、不安を伴わないゆるやかな精神的視野の拡大、―そういう眼目で環境を調整し、補助的に先のような苛立ちを起こさない少数の薬を使うことでしょうか。しかし、現実の選択肢は限られている場合が少なくないと思います。[三二]

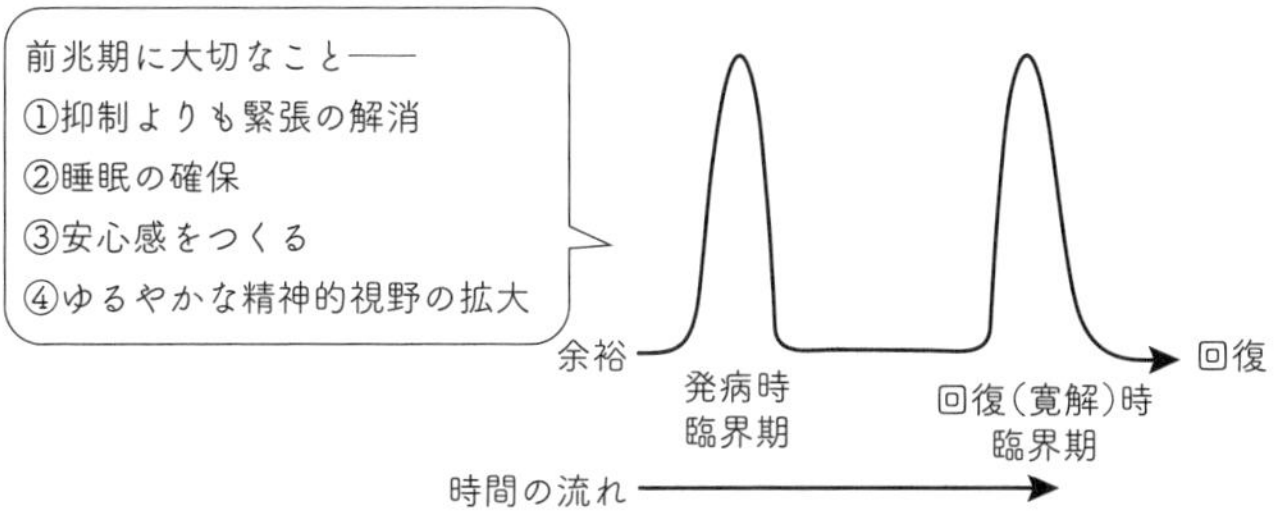

図6　前兆期にできること

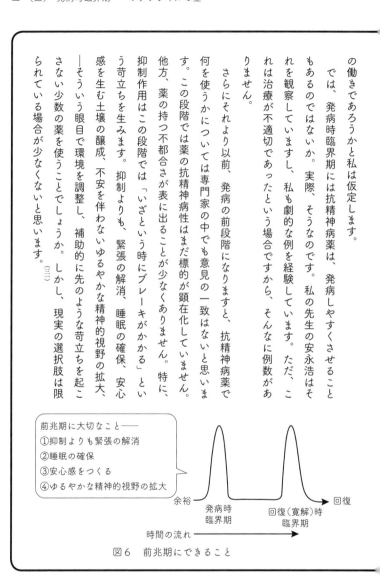

体験ノート あれほど苦しい時期

【ウナム】胸が苦しくて病院を転々としたが、どこも悪くないと言われた。この本の編集に参加して、経過を知ることで、あの胸の痛みが何だったのか腑に落ちた。胸の痛みが「状態が悪くなるよ」と教えてくれた。それから活動より休息を重視し、睡眠を中心とした規則正しい生活を送るようにこころがけている。

【星礼菜】腹痛があり会社を早退していた。その後、幻聴が自分をほめちぎってきて、うっとりと高揚した状態になったが、しばらくすると過去の失敗などを責めさいなむ声に変わる。持ち上げられたぶん、たたき落とされたときの痛みは大きかった。その繰り返しに疲れ果て、どうすることもできず無気力になった。心の中で秘密にしておきたいこと、忘れたいことを意地の悪い口調で幻聴に暴かれた。このころはじめてクリニックを受診したが、担当医をなじる幻聴が聴こえたため正直に答えることができなかった。

【のせ】発病前に強烈な胸の痛みに襲われました。それがまったく嘘のようになくなったと思ったら、世界が変容し、幻聴が聴こえはじめました。

解説

森越　発病時臨界期では、回復のためのどんな選択肢がありますか？　ここでどの程度自然経過を見て、どこから薬物投与を始めたらいいのか、難しいと思います。

中井　ぼくは今の考えでは、ここでは睡眠というか、休息が大事だと思いますけども、家族や周囲の人に安心してゆだねられるということが望ましいという気がします。

森越　臨界期については、身体が担うか、心が担うか、というところですね。体中が総動員されて防ごうとしている……。心の症状には気づきにくいですが、身体症状が出ると、みんな不安が強まるように思います。

中井　そうだね。あれは身体に現れるほうが実は安心なんだけどね。身体のほうが古いから、人間の経験からみてね。心身症状の警告として受け取ればよいのだけれど。

森越　休息のサインとして、身体が教えることに耳を傾けるということですね。身体症状が出ると、何でもないと言われながら病院をまわるので、家族や周囲もおかしいと感じたり、本人は不安で孤独になりやすい時です。針のむしろのような環境ではなく、周囲の理解がある場で、十分な睡眠、休息がとれるとよいですね。

中井　問題は、心身動揺期（臨界期）を越えると何か超脱したような感覚が起こること。一念発起にはまだ現実とのつながりがあるものの、そこを過ぎると現実を越えてこの世的でない超脱性の感覚がしばしば生じることがあって、それは何かを追って、あるいは何かに誘われて森の奥に入ってしまう感じかもしれません。

二—(四) いつわりの静穏期

テキスト

◆発病の直前に、臨界期の苦しい身体症状が消失し、もう治ったと思えるような静けさ、「いつわりの静穏期」がある。通常はきわめて短期間の過渡的時期である。一般に数時間あるいは日の単位であり、週の単位に及ぶことはあっても稀である。
　この時期が重要であるのは、身体症状がなりをひそめ、偶然の意味や象徴など徴候性に敏感となり、急性統合失調症状態に直接接続するからである。(三二)

◆実は、私は統合失調症の〝純粋状態〟は、人々が、医師もふくめて発病と考えている時点の前夜、私が「いつわりの静穏期」として記載した時期にあるのではないかと思っている。(三三)

◆身体の警告はやみ、身体のリズムががたがたに乱れているのに、本人はすごく快調と感じる。悪夢は全不眠に変わっているのがふつう。身体は透明な感じがする。頭は奇妙に冴え、ついに「自己実現」が成ったという感じと、「とんでもないところへ迷いこんで戻れない」という感じとが共存する。外部からみて、なお非常に努力をつづけているとみられる場合もある。そもそものはじめは一応当人の能動的意志による一念発起があったかもしれないが、今となっては、「つぶれたら二度と立てないだろう」という予感――強烈な予感でありうる――によってみずからに鞭打ち、やりつづけている場合が多い。引き返したくともはや引き返せない状況に似ている。(三四)

◆家族も治癒、少なくとも改善を信じることが少なくない。しかし本人をみると血走った眼をし、顔貌はけわしくやせて脂が浮いている。問診すると「非常に苦しいところをとおりぬけたがやっと万事解決しました」というが、その内容を語ることはできず口ごもるばかりである。実際、臨界期の諸現象停止とともに身体からの信号的な感覚がほとんど覚知されないため、離人症とは全く異なった意味における身体の空無化あるいは透明化が実現するようである。(三五)

◆この時期、しばしば医師によってさえ寛解の徴候と誤られ、必要な処置を遅らせ治療の時期を失することがある。いずれにせよ思路の無限分岐（一二五頁参照）はやがて統制を失い、思考の凝塊化、思路の混乱、途絶の出現となる。知覚過敏は早晩何らかの自分を名ざす脅威にかわる。いつわりの静穏期は過飽和溶液にも例えられるべき本質的に不安定な状態であろう。(三六)

体験ノート

眠らなくても絶好調

【エピンビ】不眠は、「人間の条件を超脱した」ような奇妙な頭の冴えへと私を誘《いざな》った。「眠る時間がもったいない」という着想のもとで過ごした時間は、私にとって「創造性開発」の時間だった。この着想は新たな不眠を作り出したが、その裏側には、手に入らなかったものが一挙に手に入り、天才になったという感覚があった。本の背表紙から、本の内容が分かった気がした。私は気分爽快を越えて宇宙まで行き、その後地獄まで突き落とされた。

【緒田】不眠の後に得たものは神になったという冒とくだった。このことで周りに迷惑をかけた。その自覚の後、十戒を守った懺悔の生活を送っている。

【星礼菜】布団に横たわっていても時間が刻々と過ぎて朝になった。一晩があっという間に感じた。頭は冴えていて体に妙なだるさがあった。薬なしでは眠ることができなかった。

解説

中井　いつわりの静穏期に賛成する人あり？

森越　はい。ある患者さんは苦しみが一晩だけすっと収まり、翌日起きたら幻聴が聴こえ始めたという話をしていました。

中井　短い人が多いのかもしれませんね。

森越　いろんなことがいっぺんに入ってくる感じだとか、ざわざわする感じという体験談へとつながっていきました。何が起こっているか分からないけど、とにかく大変だったと思います。

中井　それを自覚することはプラスなんでしょうか？　マイナスなんでしょうか？　しばらくの時間ならいいとか。そういうことでしょうか。

森越　つらい時期がいつまでも続くのではないということが分かれば、少し耐えられると思いますが、いつ終わるか分からないざわめきの中では消耗してしまうと思います。

中井　「短期間なら耐えられた」ということは記しておきましょう。

森越　はい。発症につながらずこの時期にとどまるには、何か手立てがあるとお考えですか？

中井　非常に憂鬱になって不運をかんでいる、かみながら耐えるというようなことはちょっときついかな？

ただ、このあたりでは、本人も不思議なところにきてしまったと困惑する感じもあるかもしれません。「人間の条件を超脱した」という感覚はしばしばあって、身近なところでは「全く疲れを覚えない」とか、「もう眠らなくてもいい人間になった」とかね。

二―㈤　いつわりの静穏期――頭の中のさわがしさ

テキスト

◆この時期の体験野《たいけんや》全体の質を表現するのはきわめてむつかしいが、強いていえば「超覚醒感と圧倒的な抑留された睡眠切迫感とでもいうべきものの共存」といおうか。沙漠の上を、雨気を含みつつも現実の雨をもたらさずにむなしくすぎゆく厚い雲層――。しかし、超覚醒は、あるいは無意識的に多弁や多動によって維持されているのかもしれないが、意識的に維持するという努力感はもはや全くといってよいほどない。睡眠の欠落感はあっても、心地よく眼覚めた朝の清朗感はない。さきのたとえにみるごとく「なにか途中がつまり、あるいは塞ぎとめられているために、もはや眠りが落ちてこない」感じ、あるいは「眠りが棚上げされている」感じである。(三七)

◆頭の中には生まれかけのさまざまな観念がひしめき合っている。「頭の中がさわがしい感じ」となる。ときどき、そら耳が聞こえる。無数の観念とも音声ともつかないものが乱舞してざわめきひしめきあう苦しい時期であり、私は、「ウィトゲンシュタインの亡霊のざわめき」と、彼の書簡集の一句（彼の体験である）を取って仮にそう呼んでいるが、原妄想とか原幻覚妄想と呼ぶのがよいと考えている。[三八]

◆この時期には、思路の、努力感を全く伴わないところの、無限延長、無限分岐がしばしば経験される。思考はどんどん伸びていって分岐に分岐を重ねる。考えが花火のように枝分かれする。いままでわからなかったことが次々にわかる感じがするが、口にだしては言えない。

　思考が線香花火のように、無限延長、無限分岐するとき、当人は思考か知覚かをほとんど言うことができない。両者は膚接するほどに近いというべきで、「在と非在の中間」にあるごとくに直観される。[三九]

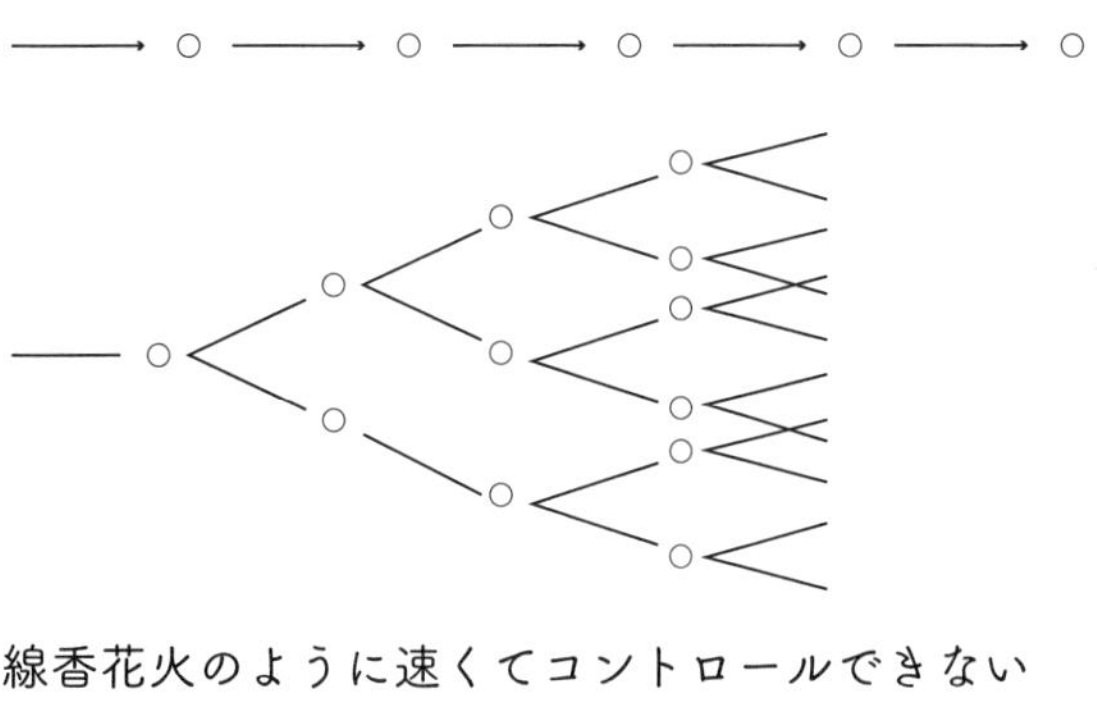
線香花火のように速くてコントロールできない

図７　思考の無限延長（上）と無限分岐（下）

体験ノート——思考の枝分かれ

▼考えが枝分かれしていく感じとは？

・思考が木の枝のように広がっていく感じ。
・思考がオーケストラの交響曲のように広がっていく感じ。どんな楽器が使われているかは言えない。
・ばらばらの出来事が一本につながっていく感じ。
・自分のやっていることが他人に害を与えるような感じで広がっていく。
・「これを言ってはいけない、あれも言ってはいけない」と思って声が出なくなった。
・一個一個の観念をかみしめようとするが、あまりにたくさんの観念のため頭痛がしてくる。頭がぱんぱんの状態である。
・「シナプスが激しく電気を発している」感覚で、観念が頭蓋骨で反射してまた中に入ってきて乱反射する感覚。

解説

中井　超覚醒とは、眠りが棚上げされて、せき止められている感じですから、危ないと思って元へ戻ろうとすることがいいんでしょうね。みなさんできるんですか？　だいたいできる？

森越　今はできるようになっています。

中井　最初の一回、二回は？

森越　最初は分からなくて、限界を超えてしまったようです。とにかく、しっかり眠ることでしょうか？

中井　そうですね。しかし眠れるんでしょうか。眠れないとしたら、薬を飲む。ここで薬が役立ちはじめる感覚が入ってくるでしょうか？

「考えが枝分かれする」は、必ずしも枝分かれしたらいいというものでもないけれど、枝分かれして、考えのエネルギーを楽にするんじゃないかな。分かりませんけれども、楽になるということはあると思います。

森越　ひとつの考えに集中しないように楽になるために枝分かれしていく。

中井　そうかもしれませんが、どっちを追いかけたらいいのか。両国の花火を思い浮かべると役に立ちます。花火っていうのはね、長さが一定でしれているでしょう？

森越　一つ一つの考えは、長くはないけれど、たくさん浮かんでくるという。

中井　それを制限したら、その後も制限できる。そのほうが楽ですね。コントロールしようとして、コントロールできる範囲、限度に近いかもしれないけれども。それでも楽じゃないですけどね。

二—(六) いつわりの静穏期——極限状態

テキスト

◆この時期には一種の超脱感があり、あらゆる可能性が一望の下に収められるような感じがあるように思われるが、もはやそれを口に出していうことはできない。言語活動は停止しているわけでなく、内的言語はむしろ超限的に増大している。「あらゆることを同時に語らねばならないのにどうして普通の話ができましょう」という意味のことをいった人がいる。実際一つの事柄を語ろうとするとあらゆる事柄がほとんど言語化された形で押しよせてくるらしい。これは局地化作用欠如の超限的事態と考えることもできよう。一般に、何か一つのことについて有効な言表をするためにはその間世界の他のものについては本人も沈黙しなければならず、世界の中の事物も〝沈黙〟してくれていなくてはならない。そのような「時間に関する暫定的な局地化」が不可能となる。これは統合指向性の超限的状態である。世界について何か一言しようとすれば他のあらゆるものがそれを引き止めるのである。これは一歩を踏み出そうとするたびに引き戻されるような被拘束感となり、追いつめられた感じとなるが、しかしすべてについて語りうる可能性が同時的にあり、これが誇大感になる。ただこの時期の極度の不安定性、薄氷感はどの場合も半ば自覚されており、「いま何か起こっちゃ困る」という感じ、つまり些細な突発事にも全く対応できないという無防備感が意識される。(四〇)

解説

中井　私がこういうことを書けるのは、患者さんの話を聞いて、ぼくの心の中にイメージとして起こってくるものを書いているからだと思います。ぼくの中に限度を超したような何かが引き起こされているのかもしれません。

どうしようもない状況のとき、ぱっと閃光のようにひらめくことがありますね。ぼく自身もそんな体験がありました。昭和二〇年、アメリカ軍が沖縄に上陸したころ、ぼくは英語で書かれているイギリスの海軍年鑑『ジェーンの年鑑』を家の中などで読んでいました。そのうち読めてくるものだから不思議だった。日本海海戦のストーリーを荒っぽく知っていたこともあるかもしれませんが、英語が分かってきたんですよ。子どもが言葉をマスターしていくときって、こんな感じなのかもしれませんね。追い込まれた状況だと能力以上の力が出るものです。患者さんも同じように、不思議に何か分かった、いろんなことがパッと見渡せた感じがあるんじゃないかな。

二―(七)　いつわりの静穏期――さかさまになる

テキスト

◆「あせりの時期」に次第に顕在化する兆候的認知、すなわち、杳《かす》かな変動、遠い可能性ほど重大であり間近に感じられる、逆転が起こりはじめる。(四二)

◆(内部と外部) 思路が線香花火、より正しくは無限の彼方にむかって樹枝状に無限に分岐する導火線の上をちいさな火が走るように感じられることもあるが、また、そのまま、たゆたい存続するかにみえることもある。いずれにせよ、思考か知覚かをほとんど言うことができない。同じように、それは内部か外部かをいうこともできないであろう。外部からの観察者にとっては、何時間も端座して机の上を凝視しているとしかみえないのだが、当人にとっては、内部をみつめているのか、外界をみつめているのか、とたずねられても、それは、いずれでもあり、いずれでもないとしか、いえない。自己は凝縮して、宇宙の中でもっとも取るに足りない小塊のように感じら

れ、同時に、「宇宙は私の掌の上でゆらめく一つの球にすぎない」という超脱感もある。二つは共存しうる。（四二）

◆（遠いものと近いもの）距離感もまた逆転する。遠いものは近く、近いものは遠い。まさにそれは月明の空間そのものであって、皎々たる月光下の散策を体験した人ならばすべて知るごとく、遠景が思いがけなくはっきりみえるのに対して、手もとは暗く溶けてさだかでない。手もとの物体を誤たずに指し、操作し、家の中の必要なところに出入りし、それどころか散歩さえできないわけではない。けれども、このような図式空間の現実はもはや「どうでもよいもの」であり、ほとんど「現実」にすら属さない。まだしも星々のほうが身近にある、とさえ、いえるであろう。（四三）

◆（些細な音と重大な音）この時期、視空間――擬似視空間であろうが――と同じく、聴覚の遠近の逆転もある。些細な音が大きくひびき、重大な意味を帯びる。さしあたってそれは幻聴ではない。

音響よりも音声、とくにかすかに聞こえる対話の、それも内容ならば全体より断片、しかし、内容よりも語調のほうが直接的に「大きく」ひびく。家族のなんでもない対話でも、それが些細な意見の喰いちがいや取るに足りないいさかいのために争いを暗示する苛立たしい音調をとるならば、耳を掩《おお》いたいほど、それは耐えがたくなる。実際に耳を掩う時もある。（四四）

体験ノート

兆候的認知

【ウナム】勘違いがつながり重大な意味を帯びてこの病気は生まれるのではないかと考えている。自分と身近な人が一体になって、その人の名誉も自分のものになり、時に誇らしい気持ちになった。無意識に入り込んだ他者が胸の痛みとなって、その存在を知らしていたのではないかと考えている。

【エピンビ】急性期の記憶は途切れ途切れに存在していて、その順番も確かなことは今は分からない。覚えている記憶が鮮明である一方、昔は思い出せたけれど曖昧になり、記録化すると嘘を含んでしまうような記憶もある。黙示録の話の影響で時間が逆転し、死んだ人が生き返って若くなり、卵に戻る妄想もあった。

【緒田】調子が悪くなると、普段は取るに足らない雑音が記憶に刻み込まれるように聞こえ、耳を覆っている。

【のせ】閉鎖病棟にいたときに、他の患者や看護師の話し声が耳をつんざき、「止めて!」と叫んだ。「止め」と「八女」が言葉でつながり、八女市での戊辰戦争が連想されて、軍隊がきていると思って強烈な恐怖を感じた。調子が悪い時は一対一の話が落ち着く。

解説

中井　さかさまになるというのは、（精神科医の）星野弘君が言った言葉をぼくは拾ったんです。

森越　「全てがさかさまになる」。ここはみんないろんな実体験があります。宇宙まで飛んでいって、帰ってくる人がいるので。

中井　そうなんだな。画用紙に太陽系の絵を描いて、ここまで離れてみると私も楽になりますと言った人がいますが、宇宙好きな人が多いでしょう。天文学とか。

森越　自然が好きな人が多いですよね。

「遠いものと近いもの」。星々のほうが身近にある体験を患者さんからよく聞きます。外から見たら動かないで見える人が、実は宇宙や遠いところと心がつながっているのだと思いました。

「些細な音と重大な音」。先生は、音調について音のリズムや高低など、音や声の調子が何より大事だとおっしゃっていますが、内容や音の質はさかさまになったり遠近がありますが、音調は逆転的に取られることはないからですか。

中井　そうなんでしょうね。幻聴にもリズムというか調子というか……、それに意味があるんだろうね。

森越　先生が「このお薬が効きますように」と言って薬を出されるとき、そういう思いが音調にこもるんでしょうね。

中井　そう思いたいですね。

コラム

徴候について

徴候というのはこういうものです。たとえば、ここに足跡がある。ああ、足跡だなといえば、それきりのことです。しかし、狩猟民族には、この同じ足跡から、どういう動物が何日前にここを通ったか、その動物の性別や大きさ、妊娠していたか、空腹だったか肥えていたか、何しにどこへ行って今は多分どこにいるかまでを言い当てるような人がいます。この場合、足跡は、それらの徴候です。現代人でも、相手の表情はほとんど徴候の塊ですね。それから、山で路に迷った時には、些細な差異が重大な徴候に見えてきますよ。

――漁師が天候を読むとか、若い人が恋人の気持ちを察するとか。日常、自動車の運転でも、徴候を読むということが働いていますね。

そうですね。些細な手がかりから重大な結論を下すということ。一般に未来、未知、不確定なものを推量し先取りしようとすること――。人生にはデータが十分与えられて、過去のデータに照らし合わせて悠々と結論を下せる場合ばかりではありませんね。あるいは、習慣的に、昨日どおりに処理して行けばよいという場合ばかりでは――。徴候という言葉が、医学の用語であるように、医者の営みは主に徴候を読むという仕事です。

この機能が失調を起こしやすいのは、まず不安がある場合。ところが、不安があると徴候的認識がぐっと前に出てきます。医者が自分の家族を診る場合や路に迷ってうろたえた場合や恋人の気持ちがわからなくなった場合ですね。そういう時には悪循環が始まりがちです。そこに、こうあってほしいとか、ほしくないとかいう願望がはいりますと、冷静に判断できなくなって現実ばなれを起こしますね。さらに過去の経験を参照できなくなると、徴候的認識一つに頼ることになり、次第にごく些細な徴候を重大な事態のきざしと見ることになります。些細な徴候を捉えるために意識性を上げるので不眠が起こります。不眠は、徴候の捕捉を非常にむらのある、不正確なものにします。こうして、徴候的認識が全面的混乱を起こし、徴候が頭の中を乱舞します。電子工学の用語が少しでもわかる患者に、きみのアンテナが敏感すぎるようになって、ホワイト・ノイズ（全くのでたらめな雑音）を意味のあるものと捉えていはしないかというと、肯定する人が多いですね。信頼してよさそうなものを疑って、信頼できそうにないものをうかうかと信じてしまうという患者の行動も、徴候的認識にもっぱら従って、それに振り回されていると見ると、わかるように思います。（四五）

二―(八)　Cry for help（救助信号）と思わぬ遠出

テキスト

◆この時期における当人の〝努力〟は、はじめ気負い込んで海に入り泳ぎ出したが、目指す当の島の予想よりも遥かに遠いことににわかに気づき、さりとてふり返れば出発した浜辺は小さく遥かに波間に隠見し、もはや引き返せない状況に似ているだろう。泳ぎをやめるわけにはゆかないが、しかし、島はむしろ遠のいてゆくようにさえ感じられ、見えない海流が島から自分を徐々にしかし抗いがたく引き離すように思われ、いたずらに時は経ち、次第に身体は冷えてくる――。

時には、外部からみればかなり躁的な人にみえることがあるだろう。しかし、この多弁は躁病の多弁よりも、むしろ徹夜したあと、意識水準を保つための身体の自然のたくらみとして起こる多弁性に近いようである。ただし、語り止んだら、人々とのきずなが切れてしまうという、不吉なしかし強烈な予感にもとづくことが少なくなく、事実、この多弁性の代わりに、しばしば長文の手紙が、それも長らく文通の途絶えていた相手に唐突にさしむけられることが少なくない。しきりにあちこちに電話をかけることも起こり、次々に人を訪ねまわることもある。その対象はかつて友人であったり、師、あるいは未見の有名人であることもある。

これらの行動はどこかに端的な cry for help ——救助信号——を秘めている。しかし、それが正当に汲み取られることは、かりにあっても、幸福な例外である。ほとんどつねに、本人の側には満たされぬ思いが残る。さらにつのることさえ決して少なくない。そもそも相手のどのような対応も満足をもたらすことはないのかもしれず、しばしば当人もなにが満たされることであるのかがはっきりしなくなっている。(四六)

◆この時期、遁走《フューグ》に比すべき失踪、あるいは思わぬ遠出を行なうこともある。この遁走は、サリヴァンも記載しているところで、全く意識明晰なままで、時には目的地や計画さえ宣言して行なわれるのだが、結果的に遁走となるのは、その行動が全く兆候性優位の相の下に行なわれるからであろう。「バスの行先がどんどん変わるので目的地に行き着けなかった」とか「鉄道の駅名があるべからざる路線にあって混乱した」という話をよく聞く。(四七)

体験ノート

救助信号と思わぬ遠出

【ウナム】過去にもう一人の自分と会い、フレームが一つにピタッと合い、頭がすっきりした経験があるので、もう一度その経験をしたいと思いバスに乗った。乗車中、そのバスが表示通り目的地にいくかどうか不安を感じたため、動物園で途中下車し、動物を見て帰った。

【緒田】聖書の「枕するところもない」の言葉のように、世間のなかで所属するところがなくなり、「あっちに行け、こっちに行け」と聴こえて海岸に着いた。途中でガス欠になりガソリンをわけてもらったなどの現実的な感触も所々覚えている。

【星礼菜】会社をクビになったショックで、「鹿児島ではムリだ」と思い、東京行きの切符を買ったが、親に止められた。その後、なぜか自分の家もホテルもすべて自分の家だと感じ、ホテルを泊まり歩いていたら、親が捜索願を出して心配していたと聞いて驚いた。今思うと、あせりのなかでふくらんだ空想を否定してくれる人がいないと、空想が現実化すると考える。友達に絶交のメールを送ったあとだった。メールは一方的であり、あとで必ず後悔するのでこの時期は使うべきではない。もし友人と顔を合わせていたら、自分の行動を止めてくれたかもしれない。

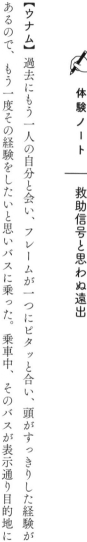

【のせ】バスに乗っていたらみんながタヌキに見えてきて恐ろしかった。ともかく恐怖でいっぱいで、気づいたら入院していた。閉鎖病棟から高校時代の親友に電話した。その親友は、「えっ、マジ？　入院しているの？」と明るく言ってくれて、一緒に笑った。その笑い声を励みに生きていられた。

解説

森越　「cry for help」は、みんな思い当たることがあるようでした。周りも何となく、ああそうか、あのとき大変だったんだと思いあたります。どこか分からないところで保護されることもありますが、内面では大変だったのですね。

中井　急性期の症状が出現する直前に、空間も時間も短縮して、遠くの山も手に取れるようであったり、過去も未来も一目で見渡せるようなときには、死までの距離もまた、ひとまたぎできるような感覚もあるでしょう。発病直前の自殺にはこんな場合もあるのではないでしょうか。

この時期、睡眠障害に陥らないことが大切ですが、再発の場合には、その直前に「ほんとうに治った」ような気がして薬をやめ、通院もしなくなることが少なくないですね。

薬を飲まなくとも完全に治ったという感じと再発準備状態の感じとが似ていることは、治療上とても困ることです。

二―(九)　医療と出会うとき

テキスト

◆私の臨床体験がある程度一般化しうるならば、それは精神健康的含蓄をもちうるだろう。「無理の時期」と「焦慮の時期」のあと、不眠が二日以上つづき、多くのことが「逆さま」となり、「頭の中がさわがしく」なれば、それに相応する治療施設を訪れること、という示唆が可能となれば、この知識は社会的に受容できる一般的助言となりうるだろう。予防的介入は、それ以前ならば政治的に有害な住民管理となり、それ以後では遅きに失するのではあるまいか。(四八)

◆患者はどの時期で医療者と接するであろうか。

精神科医に出会う前に、患者はすでに長い道のりを通り、内科やその他身体科を受診している場合が多い。いまだに、彼らが精神科医のもとをおとずれるのは一大決心のもとにではあるが、その場に臨めば精神病というレッテルを貼られる恐怖が顕在化し、薬物によって自分が変えられ

る恐怖がつのる。さらに精神病恐怖がある。(四九)

治療者は、本人の(生理的側面を含めての)生とそのもつ自然治癒力(健康へと向かう傾向——サリヴァン——)への信頼と——あえていえば——畏敬を基底音のようにもちつづける必要があると思う。(五〇)

◆いつわりの静穏期からの転導は山をおりるに似た困難を伴う。それは下山と同じく、すでにきわめた絶頂感(あるいはもう少しで絶頂に達したのに、という、後ろ髪を引かれる思い)との闘いである。最後にはほとんど能動性を失うにしろ、発病過程は逃走でもあるが一つの目的への疾走でもある。ところが「下山」は、目的喪失感を伴い、しかも、次第に(幻想的といわばいえ)ひとたび獲得した眺望を失ってゆく過程であり、しばしば「暗い森に道を失う」過程である。治療者は巧みに下山《おろ》させる人であるという表現もありうると思う。(五一)

◆いつわりの静穏期は、過去が次第に近寄ってほとんど傍らにあるかに見える時期において、その過去がいたましいものでないことが願わしい。生身の人間の存在は大きく、一般に一人でも友人がいるかどうかは(この時期に限らないが)予後を大きく左右する。些細な争いが破滅の契機となるこの時期はまた、些細な無償の好意が珠玉のごとく貴重に、重大に感じられる時期でもある。もし骨がらみの劣等感が存在するならば、それはつまずきの石となりうる。(五二)

三、急性期

全不眠が二〜三日続くと「いつわりの静穏期」はなだれのようにくずれて発病に至る。

患者が「強烈な恐怖と深い困惑の時期」と回想するこの時期を、「急性統合失調症状態」と「回復（寛解）時臨界期」に分けてたどる。

三—㈠　発病（急性統合失調症状態）

テキスト

◆全不眠が二〜三日つづくと、発症直前（いつわりの静穏期）の状態はなだれのようにくずれて発病するらしい。急性精神病状態の体験は、回復してから意識的自我に統合できるようなものではなく、ましてや横からのぞきこめるようなものではない。患者は「なんでもない」と言うかもしれないが、苦痛がないのではなく、苦痛そのものになっているから、苦しいか苦しくないかわからない。(五三)

◆急性精神病状態が、人間の体験する事態の中で、もっとも苦痛なものであるだろうことを、あらためていう必要があるだろうか。(五四)

◆われわれは、急性精神病状態の人が、まず、未曾有の事態に直面しているのだ、ということを忘

れてはならないと思う。（五五）

◆急性期の間にも変化があります。恐怖に終始する急性期もあれば、夢幻様体験が現れる場合もあります。また急性期の記憶には後から聞けばけっこう欠落があります。意識障害がないといわれますが、ほんとうのところはよくわからないのです。ものみなが非常に美しくみえることも、すべてが夢の中のようであることも、宙づりになったような感じも、「すべてがさかさま、あべこべになっている」と直観することもあります。世界が一望のもとに収まったという感じも、あらゆるものがいっせいに叫び出すという感じもあります。過去も未来も一またぎでその涯まで行けるという感じもあります。一瞬が永遠に、長い時間が一瞬に感じられもします。うっかり動いては危ないと直観することも、逆に世界の大揺れと同期して激動することもあります。周囲の人は当人の言動に驚くでしょうが、当人は周囲の反応に驚いているはずです。そもそも急性期の意識状態は覚醒とも睡眠とも違う第三の状態であるかもしれません。

一般にこのような状態の烈しさにも潮の満ち引き、凪の呼吸のような、時々のゆるめがあります。治療者はこれに乗じることができます。しかし、このような強弱・緩急自体が、ちょうど台風が木を倒す時のような破壊力を持っている可能性もあります。（五六）

体験ノート
急性期の記憶

【黄桜】入院したては意識朦朧で、ただしんどいだけだった。ベッドに縛られて身動きもできないし、昼夜問わず、うめき声がどこからか聞こえてきた。

その状態で数日放っておかれた。するとあるとき、ふと「ここは自分の居場所じゃない」という考えが浮かんだ。それからは気分も明るくなり、退院しようということだけを考えるようになった。

放っておかれることで頭が冴えてきたことと、病院と今までの暮らしのカルチャーショックがよい方向に導いてくれたと思う。しかし今思えば、うめき声を上げていた人たちともっと会話をしておけばよかったという悔いも残っている。

【栗】例えば丸い円があるとすると、外側から内側に向けて壊されていく感じで、喜怒哀楽の感情を殺してロボットのように無表情になれという圧力があった。となりに普通の住人がいるのに、ピストルをもって自分や身内を殺しにくると思って、家を出ないといけないと思った。となりの住民に訴えにいこうとすると、叔父叔母が泣きながら止めてくれた。今はこのように整理ができるが、PSW（精神保健福祉士）にはじめて話したときに、「大変だったね」と声をかけられて涙が出た。

【星礼菜】家で一人で過ごしていると時間がゆっくり進む気がした。外は天気もよく静かだったが、なぜ誰も避難しないのだろうと切実に思った。天災のような恐ろしいことが起きている気がしたからだ。家に立てこもり、食料を食べ尽くすと餓死するのではないかと心配でたまらなかった。

【のせ】少年週刊誌の周りをぐるぐる回り、意識を失った後、服を着たり、電車に乗ると軍人がいて、自分の思念が伝わらないように必死になって思念を封じ込めていたことを断片的に覚えている。自分であり自分でないような体験だった。

解説

中井　このへん（発病直前）は未知数なんだよね。想像して書いているわけで、ぼくもこのような状態にさまよい入った可能性もあるんだが、どうなんだろう。そうだとしても、激しい症状から出てきた人はそんな気がするという。それを言葉で表現することは難しいと思います。

たとえ、人が人間の限界を超え出たいと思っても、たいていの人は実現するとは思っていないでしょう。しかし、発病のときにはこの制限も外されて一人放り出される感覚で、強烈な光を見るとか、音がしたとか、感覚化することもあるでしょうか。それが内面なのか外の世界の出来事かの区別も危くなるというような。

三―(二) 自己を護る「セルフ・システム」の崩壊

テキスト

◆壁を越して急性統合失調症状態に入る時はどういうものなのか。それは、言葉を越えていますが、強いていうと、意識の天井すなわち上限が撤去され、無限に意識性が高まろうとしますが、ここで「セルフ・システム」の機能がマヒします。「セルフ」と「ノット・セルフ」とを区別するセルフ・システムは意識の健康の保護者です。このマヒの際には自他・内外の区別がしばしば不明確になります。それを強烈な光として体験した例もありますが、この光は内部からか外界に起こっているのか、患者にはどちらともいうことができません。意識の天井が開いて青天井となり無限の高みに引き上げられるという表現、奈落の底に墜落するという表現もあります。表現が非常に異なっても別々の事態というわけではなさそうです。こういうカタストロフ的移行を言語で正確に表現することは困難です。当人にとっては未曾有の恐ろしい事件です。いやそもそも言葉を越えたタイプの体験です。

「セルフ・システム」（自己組織）とはサリヴァンの言葉ですが、彼は一九三〇年ごろにはすでにこの考えに到達していました。それは自己の統合性を守るためにそれを脅すものを意識から解離するシステムです。これは自己と非自己とを区別し、成長しつつ機能し、自己言及的である点で、日本の誇る免疫学者多田富雄のいう「スーパーシステム」です。サリヴァンの「セルフ・システム」は、概念としては半世紀後の免疫システムを先取りしています。しかし、免疫系と違う点もあって、解離されたものは意識の外にとどまって存在し、意識に磨きをかけられないため粗野な形のままで存続しています。

サリヴァンは、統合失調症以外のすべての精神障害はセルフの偏った作動であるが統合失調症はセルフ自体の崩壊であると考えていました。「セルフ」の解離力、つまり意識の統一性と共時的・通時的な単一性との妨げになる〝解離されるべきもの〟を意識の外へ外へと汲み出す力が虚脱することです。そうなると、解離されていたものがいっせいに意識の中に奔入してきます。それは解離によって自己に所属しているというラベルを剝ぎとられ

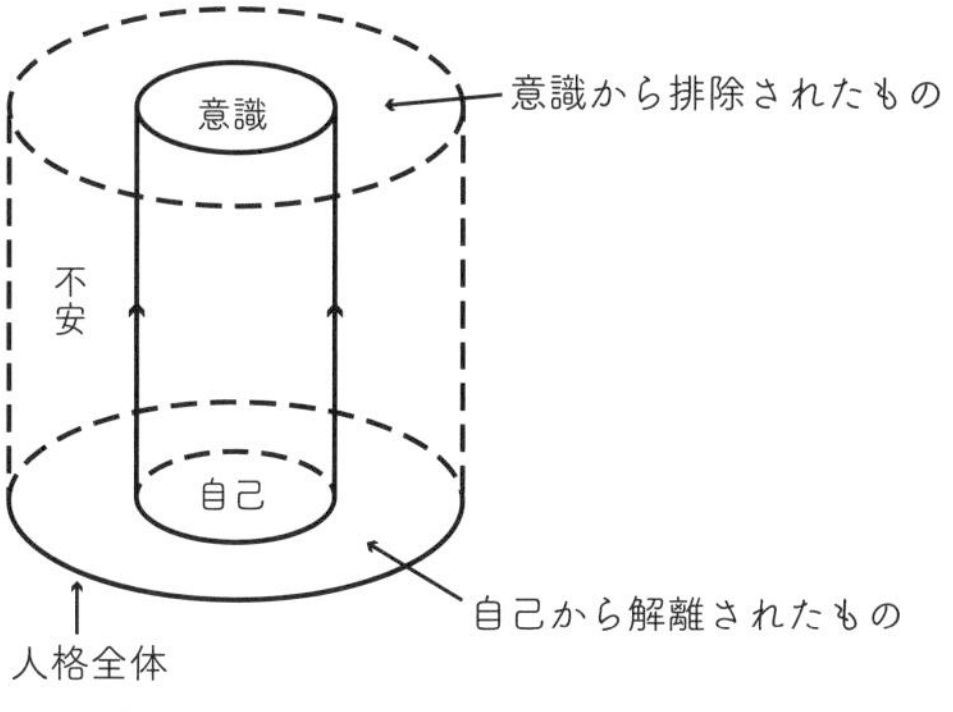

図８　自己（セルフ）と人格

たまま意識に上るわけです。それが幻覚です。安永浩は統合失調症の発病を関節の脱臼にたとえています。そのようにまさにそれはハムレットの「世界の関節が外れた」体験でしょう。

このような強烈なカタストロフ、破局とともに急性統合失調症状態が始まります。ですから、もっとも強烈な統合失調症体験は恐怖であるとサリヴァンは考えていました。私も賛成します。一般には幻覚妄想などを以て統合失調症の特徴と考えているようです。診断学的にはそうでしょうが、疾病体験の強度と診断学的特徴とは違います。

サリヴァンはこの恐怖をfear, horror, terror, loathing, uncanny, feelingといろいろ言いわけようとしています。破局以前にも「セルフ」の解離力が弱まるにつれてこれらの恐怖が現れます。「背後からしのび寄る恐怖に比べては他のものは何ほどでもない」とつげ義春の『ねじ式』にあったと思いますが、それに近いでしょうか。それは不吉な予感をともなっています。解離された〝馴染みのない〟観念が出没し、意識はそれらに脈絡をつけ、まとめようとします。そのために意識性を高めようとします。つまり超覚醒状態に入ります。するとノイズを意味あるものとして拾ったり、些細な知覚を重大な事態の予兆として受け取ったりします。セルフは最大限の活動を強いられ、次第に疲れ消耗してゆくでしょう。思考は意識がコントロールできないほど無限に延びて行ったり無限に枝分かれしたりします。それから思考の混乱が来ます。神田橋條治や星野弘は「頭の中がいそがしい」「頭の中がさわがしい」という表現でこれを表しています。そして最後に破局が来ます。もっとも、途中で方向転換の機会に恵まれて、破局を逃れることもあります。(五七)

時　期	患者が感じている感覚
はじまりのころ	(1)　世界と自己とのあいだに深い淵があって越しがたくなってゆく。 (2)　なにか仕組まれていて油断できない感じがする。 (3)　身辺におこることが、だれかの意地悪であるような気がする。 (4)　頭の中に雑音とも声ともつかぬざわめきがつづく（不眠とともに強まる）。 (5)　溺れる者はワラをもつかむというが、信じてよいといわれるものを疑い、信じてはいけないものをうかうか信じてしまう。
発病前後	(1)　地の底までの深い淵がひらいて墜落したような気がする。 (2)　意識の天井をつきぬけて天がひらいたような感じがする。 (3)　限界を超えた恐怖がある。 (4)　なにか大きな問題の前に立たされ、これを解かねばならぬ気がする。 (5)　たとえばバスに乗っても行き先がくるくる変わって目的地に行きつけない（そのあいだ、ときどき注意の途切れがあるから）。
極　期	(1)　天地が裂けて、天上が無限にみえたり、足下に深淵が開いたりする。 (2)　世界が（主に善と悪の）二つに分かれて戦い、自分はこの戦いに巻き込まれたくないのに巻き込まれて振りまわされつづけている。 (3)　指１本を動かしても世界が崩壊しそうで、身体を少しでも動かしてはならないという強烈な感じがする。 (4)　一瞬が永遠のように思われ、永遠が一瞬のなかに凝縮したようにも思われる。 (5)　ときにもう治ったと思う。

図９　急性統合失調症状態の自己感覚を推しはかる

三―(三) 超覚醒と恐怖

テキスト

◆一般には漠然と妄想あるいは幻覚の内容が恐怖の源であると考えられているのではあるまいか。多くの統合失調症関連現象は、超覚醒という背景の前で出現しなければ、恐怖の度をぐっと減じるのではないかと思われる。ここで超覚醒とは決して程度の問題のみでなく、質の問題（変容）である。(五八)

◆もっとも、統合失調症の恐怖は独特で、これをサリヴァンのように「フォビア」と呼び、また幻覚・妄想・知覚変容も浮動的なものですから、同じくサリヴァンのことばで「パラタクシス」と呼んだほうがよいでしょう。かつてギリシャ語で「恐ろしいもの」を表す「ト・デイノン」と呼んだことがあります（「統合失調症の陥穽」）。ディノサウルスの「ディノ」です。この論文は統合失調症には患者をも治療者をもひそかに誘惑して放さない性質があるのではないかということを述べたものです。「ついに実在にふれた」「ついに自己を実現した」という感覚がいうにいわれぬ直観として恐怖のただ中の患者に起こることがあるからです。

恐怖と幻覚妄想など、つまり「フォビア」と「パラタクシス」とを図に表しておきます。

統合失調症の人にうっかり自己をみつめよなどといわないことが重要です。まなざしが自己すなわち自極のほうに向う時、恐怖が再びつのるからです。また対象極のほうに目を向けさせすぎて、幻覚妄想をこと細かに聞くと言語的に定着することになります。そういう手助けをしないほうがよいと思います。患者のほうが語るのはかまいません。これに耳を傾けて「もしそうだとしたらそれは大変つらいことだろう」と仮定形で語るぐらいがいいでしょう。(五九)

恐怖（フォビア症候群）	幻覚妄想・知覚変容（パラタクシス症候群）
・自己と世界の全面を覆う	・局地化
・慣れが生じない	・反復による慣れに似たもの
・予見できない	・予見できる
・対象化できない	・対象化
・睡眠と両立しない	・睡眠と両立する
・過覚醒・スリルに置き換えようとする努力	・意識混濁に置き換え

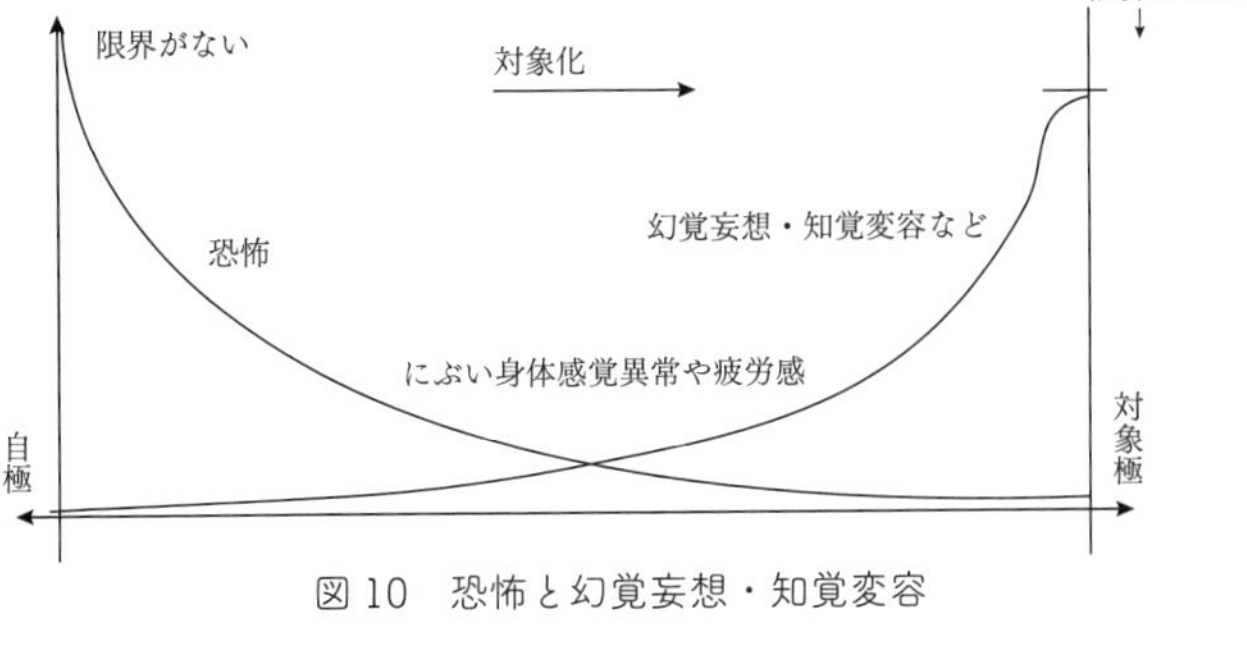

図10　恐怖と幻覚妄想・知覚変容

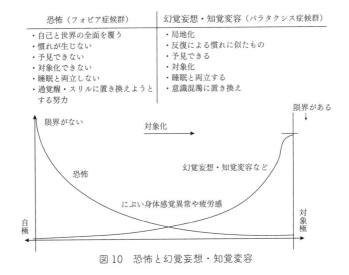

三—㈣　恐怖からの救いとしての幻覚妄想などへ

テキスト

◆恐怖はいつも存在します。しかし、時とともにおおむねは、恐怖から幻覚・妄想・知覚変容などに比重が傾いてゆくと私は思います。そのほうが少しでも楽だからです。これは生命がそうさせてゆくとしか言えません。恐怖は意識性を極度に高めますが、幻覚・妄想・知覚変容などはそれほどではありません。そしてそれらは変転してやまないものから次第にステロタイプとなり繰り返しとなり、そして睡眠と両立するようになります。「眠れればしめたもの」です。いちおう、ですが——。

これに対して、恐怖は覚醒度を高めるばかりで、眠りという癒しは訪れません。もし恐怖が持続するならば、恐怖は身体化するか、スリルを求めて恐怖で恐怖を減殺しようとするかです。これらは患者が取る対抗行動によくみてとることができます。

極度の恐怖は対象を持たない全体的な「恐怖そのもの」体験ですが、幻覚・妄想・知覚変容は対象化されえます。意識とは一般に〝何かについての意識〟ですから、幻覚にせよ妄想にせよ、それらは意識に対象を与えます。その限りでは健康化の方向に向っています。幻覚や妄想も自然治癒力の発現といってもよいかもしれません。

さらに、幻覚や妄想自体が、つかみどころのない多彩なものから単純化し、そして繰り返しとなってきます。つまり意識にとって相手にしやすいものになってゆきます。ここに幻覚や妄想の抜けにくさの一つがあると私は思います。つまり前の状態である恐怖よりは〝病圧〟にいささかのゆるみが生じるわけです。

急性期には外界は見れども見えずです。道に迷った人が周囲の風景を楽しむゆとりがないようなものです。他者ははるかです。自分対世界の容赦のない対決です。時に自分と世界との区別があやしくなります。意識障害によってでなく、自己と世界との同期によってというべきでしょう。

かつては、患者が幻覚や妄想を語る時の態度や語調は、内容が途方もないのに、それに比べて深刻味がないといわれていました。しかし、患者にいわせれば、発病時の恐怖に比べれば幻覚や妄想は物の数ではないということです。患者のあるものは幻覚や妄想という藁にすがりついています。藁を奪おうとするとますますしがみつくのは、これを失うと大海によるべなく漂うことになるからです。しかし、恐怖は完全になくなりません。幻覚妄想の内容は、ノット・セルフとして意識から解離したものが意識に現れてくるのですから、意識あるいは精神の統一性を妨げ、患者をたえず脅かすものです。(六〇)

体験ノート

発病と恐怖

【エピンビ】発病とは、在りもしないことが起こり、それに振り回されて一喜一憂する状態である。死後の世界の中にいて、周りの人が悪魔に見える恐怖があった。

【緒田】発病とは、悪夢の現実化である悪い夢のなかで、操られ、やらされている状態である。時計の秒針や救急車、パトカーの音、天井や壁のきしむ音が重大な出来事の前触れのように聴こえてきて、自分が不気味なものにとりつかれていく恐怖があった。

【栗】発病とは、現実なのか夢なのか分からない状態である。爆撃機が飛んでいて空爆される音が聴こえる恐怖があった。周りが普段の生活をしている様子を見て落ち着きを取り戻すことができた。

【のせ】発病とは、日本昔話のように現実とは肌触りの違う風が吹き、見たこともない雷が鳴る不気味な状態であり、世界そのものが神がかっていく過程そのものが恐怖である。

解説

森越　患者さんたちの恐怖を説明するときに、先生が書かれた震災時のエピソードを引用することがあります。

先生が患者さんたちに、「震災の恐怖と病気の恐怖とどちらが怖いか」と尋ねたら、「そりゃもう病気の恐怖のほうがずっと怖い」と。震災のぐらっときたときの怖さよりも。想像がつかない恐怖です。

中井　ぼくの病棟でもね、震災のときに生き埋めになった人が一人いて、その人が箸で、チャンチャンチャンとお茶碗を叩くわけだ。たぶん生き埋めになったときの恐怖は、食べるものがない、食うのはいつになるか分からない。それが一つね。まわりが暗くて食料がこの次いつ手に入るかって。二つめは、自分がここで埋もれているということに気づかれないだろうという恐怖もあるわけね。だけどそれよりも人は病気のほうが怖いと思います。

森越　お茶碗を叩いて助けを呼べるということはまだ自分があって、周りの世界がありますが、統合失調症体験のときの恐怖っていうのは自分というものが解体して、自分があるようなないような感覚でしょうか。

中井　そうなんだろうな。患者に言わせれば、発病時の恐怖に比べれば幻覚や妄想はものの数ではないといいますね。ある患者は幻覚や妄想という藁にすがりついている。藁を奪おうとするとますますしがみつくのは、これを失うと大海に寄る辺なく漂うことになるからでしょう。しかし、恐怖は完全になくならない。幻覚妄想の内容は、ノット・セルフとして意識から解離したものが意識に表れてきますから、精神の統一を妨げ、患者をたえず脅かすものとなっているのでしょうね。

三—(五) 世界から読まれる体験

テキスト

◆急性統合失調症状態とはすなわちコンラートのいうアポフェニー期およびアポカリプス期（本質的にはアポフェニー期の変化が全面的かつ最大強度となったもの）である。コンラートの記載は、おそらくつぎのように記号学的に要約することが可能であろう。すなわち、

①存在は完全に「世界」対「自己」に二分される。しかも同時に両者は相依相待《そうえそうたい》的に一つの「統合」（シンタグマ）を構成しないという背理性。

②「世界」は「意味するもの（シニフィアン）」の総体となる。

③これに対して「自己」は「意味されるもの（シニフィエ）」となる。

かくて、ひとは〝まなざされ〟〝語りかけられる〟（ツット J・Zutt）だけではなく、また世界によって「読まれる」のである。世界または世界を代表するなにものかによって「読まれる」という基本的事象性がなければいかなる荒唐無稽な着想も、「統合失調症的妄想」ということはでき

ないであろう。

④ロラン・バルトの示すように、直示と伴示の関係は、次元の数はまちまちであるが、ヒエラルキー的な構成的関係にある。この階層秩序が崩壊し、この崩壊を前提として、マトゥセクがゲシュタルト心理学の用語を援用しているところの「本質特徴の優位」すなわち記号学的にいえば「伴示の直示に対する優先」がおこる。ここで留意すべきは、直示―伴示の階層秩序の崩壊を伴わない、単なる伴示の前景突出は「投影的心理空間」の優劣化ではあっても、統合失調症のこの段階を特徴づけるものではないという点である。健康者は内的（表象）空間においても、直示―伴示の階層秩序をある程度意志的に昇降する自由をもっている。(六二)

解説

中井　相依相待、つまり相手を待ってという意味だね。

世界に読まれるっていう表現はあんまりないんだよね。しかし、一番の恐怖は、世界に読まれるっていうことではないかとぼくは思うんだよね。

森越　ふだんは、世界と自分が二分されることはなく、世界と自分はそれほど区別されずにつながっている。そのつながりさえも意識しないでいます。

中井　大乗仏教の調和的世界なのでしょうけどね。

コラム

急性統合失調症状態においての時間構造

クロノス的（物理的）時間は一般にそこなわれない。これに対してカイロス的（人間的）時間は崩壊する。すなわち、過去と未来を現在の相において統合する〝歴史的意識〟（「現在は過去を荷い未来をはらむ」―ライプニッツ）は解体する。

カイロス的時間においては予感は次第に意識の中にうかびあがり、ためらいつつ言語化され、より大きな文脈の中で修正され、行動化され、記憶され、回想のうちに消え去る。これに対して、急性統合失調症状態においては着想はただちに言語化され行動化されねばならないという、ほとんど絶対的な要請があるかのごとくである。奇妙な一種の〝同期化〟がここにみられる。それゆえに彼らは決っして〝待てない〟。

系列的進展過程が成立不可能であるならば、のこるは、麻痺的停止か強迫的反復の過程である。ある症例においては、時間は〝瞬間・瞬間・瞬間…〟への解体傾向が優位である。これをかりに〝破瓜型的時間〟としておこう。一般に破瓜型においてはクロノス的時間がもっとも顕著である。これに対して、〝妄想型的時間〟は永劫回帰に似た強迫的反復の構造をもつように思われる。

そもそも妄想は、系列的進展過程に入らず、たえず自らの中に落ちこむという強迫的反復性をつねにもっている。それは、急速に陳腐なくり返しに堕する。妄想は有機的に成長するものではなく、一挙につくられ、またヤンツァーリクのいうごとく一挙に断片化するのが通常である。妄想は背理性を無視した強引な世界解読であり、その限りにおいて、カイロス的時間の中で〝時熟〟するものでは決してありえない。すべての妄想はつよく強迫的反復性を刻印されているのである。この強迫的反復性と対応して妄想型的時間にあっては「超限的焦慮感」が特徴的である。「すべてはもうおそすぎる」という強烈な感じ――ほとんど明証的と感じられるもの――がある。

ただ緊張病の極期においては、病者は一旦「死」を体験するごとくであって、この極点をひとたびきわめれば、統合失調症においても（クロノス的意味における）時間構造が変改され、しばしば「時間遡行体験」が起こる。たとえば一九一三年に遡行して再びクロノス的時間が始まること、あるいは永遠に三十四歳に留まることなども少なくない。（六二）

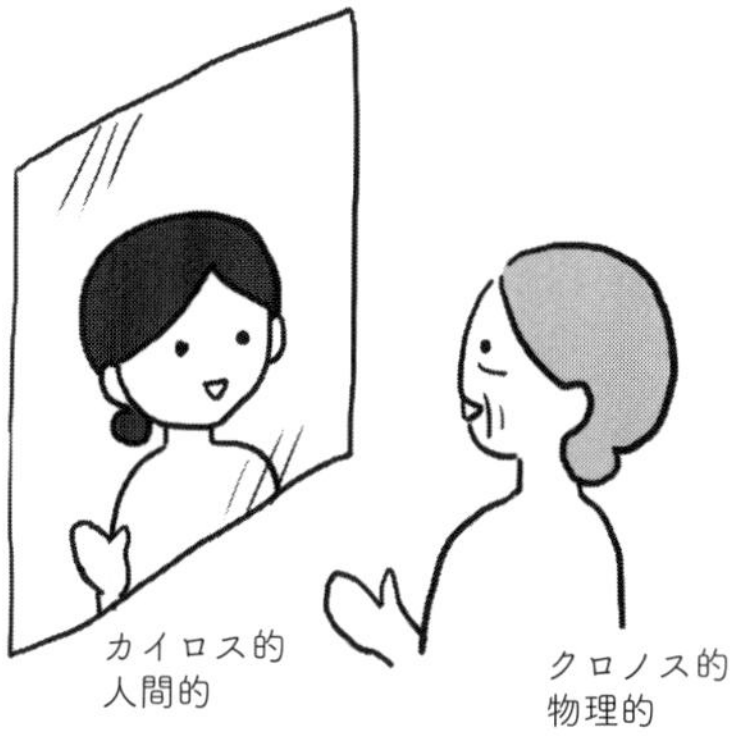

図11　クロノス的時間とカイロス的時間

三—(六)　医療者の対応

テキスト

◆治療の滑り出しにおいて、ありうる合意としては、まず三者をまとめて医師が自己紹介を行ない、そして「本人と家族と医療者の呼吸が合わなければ治るものも治らない」という表裏のない事実を述べるべきだろう。実際この〝呼吸合わせ〟が成功し持続するかどうかで治療の九割は決まるといって差支えないだろう。「何か月で治りますか」と家族や本人がたずねても、医師はこの前提をくり返したのちに、もし見通しを述べる方が望ましければ、述べるがよい。そして、「この呼吸が合わない限り何回でも仕切り直しになりかねません」と告げるべきだろう。(六三)

◆患者はよく、蟻地獄に落ちたようで、あせってもがけばもがくほど深みに入ると表現します。これは切実な表現です。そのような恐怖と孤立感、絶望感を軽減することが第一目標です。傍にサポートする人間がいるという確実感が重要です。会話は身体的なことや生活に重点を置きます。

「わざとらしいことを何もせずに孤独と不足感とを最小限にしようとすること」が治療者のさしあたりの目標でしょうか。薬物の適切な使用も重要です。薬物は、当面の恐怖《フォビア》を和らげ、幻覚妄想などの〝パラタクシス〟とそれに伴う困惑を弱め、臨界期を準備するでしょう。（六四）

◆患者が苦痛そのものになっているとき、症状でなく、苦痛の表現を引きだすことは、ことばにすることによって対象化するという治療性がある。これに反してするどく症状を言いあてる医療者は患者を恐怖させるのみである。（六五）

◆「（苦痛を）訴える能力」を自分が持っているという感覚は非常に大きな安心感を人間に与えるものである。他方、「訴える能力を奪われている」という感じ、「訴えても通じない」という途方にくれた体験、「訴えても無駄であった」という徒労感は、人間を非常に絶望させ、いちじるしく孤独を深める。（六六）

◆この時期の「症状」は、聞きだそうとすればいくらでもでてくるのではないかと思われる。患者の語ることに中立的立場で耳を傾けることはよいが、「それからどうなるの？」「なぜそうなるの？」「これとこれはどういう関係にあるの？」「矛盾していない？」と聞くことは患者を困惑させ、妄想型への道をひらくことである。論破しようなどとはとんでもない。もしたずねられたら、

「自分は経験していない……フシギだね……」という〝事実〟は伝えてもよく、さらに聞かれると、「えー、うーん、言われてみるとそんな気もするが、まさかとも思うし、さあ……」というような言い方がよい［サリヴァン］(六七)。

◆「困惑」は、嵐のなかではささやかな一点ではあるが、ときに患者とつながれる一点である。実際患者は深い困惑のなかにある。道に迷って途方にくれていて、こころのなかのどこかで救いを求めている人である。コミュニケーションは楽ではないが、嵐のなかにも束の間の凪《なぎ》はある。風が呼吸をしていて、これでおしまいかと思うとまた家を揺さぶりだすというぐあいらしい。それは風よりもっと唐突であって、突然考えが止まったりするが、せきたてずに少し待つと、また思考が流れだすものである。

家の中にいるのでなくて野原のまん中にいる感じである。つまり自分のほうは丸見え、筒抜けなのに、〝相手〟のことは全然わからない。世界全体が自分を名指して殺到するようなときさえある(六八)。

◆おそらく急性精神病状態において、もっとも患者に耐えがたいものは、孤独であろう。

私は、「不安」ということばには治療力はないと前に書いた。相手が不安であることをことばで認めること、相手が不安を訴えることにことばで応答することが無力だという意味であった。「孤

独」はさらにそうであろう。（六九）

◆急性統合失調症状態を無理に「理解」しようとする必要はない。折れ合おうとする必要はない。できないことを無理にすると徒労で有害なだけだ。しかし人間は理解できないものでも包容することはできる。それは広い意味の「母性」である。筆者は男性だが、統合失調症の治療の際は、自分のなかの女性というか母性を動員している気がする。ただ、「母性」にも「副作用」がある。それはきつく包容しすぎて、窒息させることである。「卵を握るような、ふわりとして落とさない包容」という感じがよかろう。

　患者にたいするときは、どこかで患者の「深いところでのまともさ」を信じる気持ちが治療的である。信じられなければ「念じる」だけでよい。それは治療者の表情にあらわれ、患者によい影響を与え、治療者も楽になる。（七〇）

◆おそらく、この時期における精神療法は、シュヴィングの行なったように、治療者の身体性を、空無化した病者の身体の傍らにそっと並べることから始める必要があるだろう。その理由のすべてではないにしても、少なくともその一つは、治療者の身体性の、不安鎮静的な、ゆるぎない現存が、世界対自己の背理的対立性の、いずれにも属さない第三者として登場し、対立の絶対性をいかほどか和らげるからである。シュヴィングは「母親的なもの」を強調した。彼女の言う「母親的なもの」は無思慮な接近を行なう母親ではむろんない。シュヴィングの「母親的なもの」とは、むしろ、リルケの『マルテの手記』において、暗闇におびえる子供に「こわがることはない、暗いのはお母さんだからね」と語りかける、毅然とした母親のそれであろう。統合失調症の否定性をおそれず接近することと同じく、治療者がおだやかにそして敏感に距離をとることも統合失調症者の不安をしずめ、治療者への警戒を少なくするものである。(七一)

◆急性精神病状態を経過した人自身、あまり多くを語らない。およそ人間は忘却能力なくしては生きつづけにくいだろうが、その恵みは多少は働くらしい。けれども、実は意識の皮一枚下に生々しく残る体験であるらしく、急性精神病状態のことをそれが過ぎ去ってから聞き出そうとすることは、精神科医の間では強く戒められていることである。再発あるいは悪化につながる。つながらなくとも、数週間にわたって患者はひとり苦しむ。これは一般の人にも知っておいていただきたいことである。患者あるいは患者だった人を理解しようとすることはそういうものではないのだ。これを「失恋」「不合格」「破産」と置きかえれば、そういう種類の過去の体験を根掘り葉掘り聞こうとすることへの慎しみは当然のことであることが分かっていただけよう。(七二)

◆そして病気をした過去は土居のいうように、「大切な体験として宝物のように人にいわないでよい」と、医者が保障することがよい。(七三)

孤立・不安・不信	教訓的・高圧的にならないこと。ひらかれた、やわらかな態度。ことばに振りまわされないこと。相談にのる用意があることを示す。非言語的なものが大切。
不眠不休の努力、中立的行為の不能	誇りを傷つけずに休むよう説得。「このへんで行きがかりを整理する」ことをすすめてもよいだろう。冗談・ユーモアは禁物。皮肉・訂正・反駁も。相手の冗談を受けるのはよい。
妄想的なものを表現してくる	中立的、ひらかれた態度。訂正は無効、有害。「世のなかには思い及ばぬこともたくさんある」――したがって、相手がそう感じていることは認める。「振りまわされぬよう」助言してもよい。
強い被害妄想、世界没落体験などのためパニックをおこしている	耳もとで「君はだいじょうぶと思えないだろうが、ほんとうはだいじょうぶなのだ」と、小声でささやきつづけることもある。
「自分はなんでもないのに、まわりがそういって連れてきた」……（病識欠如）	「なにか、きゅうくつな感じがしないか」「振りまわされている感じがしないか」「でもふだんとちょっと違うでしょ……」「頭が忙しくなっているのでは？」「頭の中が騒がしいのでは？」と、おだやかに問う。あるいは、追いつめられた気持ちに共感を表明する。
自力で解決したい	いまは焦らないことをすすめる。問題には解決すべきものと、おのずと解消するものとがあることを話し、いまのあなたの問題の多くは後者ではないかと話す。
妄想知覚	これによって治療者が変容して見えるので、それを避けるため、なるべく正面を避け横から話すようにすること。
一方的に語る	ときどき相手のことばをくり返してもよい。言語的定着は安心を与える。相手の「未曾有の状態」「追いつめられた気持ち」「どうしようもない気持ち」に、おだやかな共感を表現。
退院を早くしたい（入院前後と退院前後に自殺が多いことに注意！）	ゆとりからか焦りからかと、いちおう尋ねる。「焦りからです」と認める人も多い。「ゆとりが十分になってからでも遅くない」という調子で。

図 12　急性統合失調症の人への接近についての覚え書（医療者の対応）

体験ノート

急性期にしてほしいこと

【エピンビ】私は、姉に付き添われ入院した。握っていた姉の手が冷たくなっていく感覚のなかで、ここは死後の世界だと思い、看護師は「悪魔」、医師は、生前の行いを記録する「白い服の人」に見えた。ここで看護師が動揺せず、中立的な態度をとり続けてくれたことで、「もしかしたら彼女たちは悪魔ではないのではないか」とほんの少し安心感を得た。

その後保護室に入ったときに、死ぬこともなく永久にひとりぼっちで檻の中に閉じ込められると思った。絶望して叫び声を上げて、そのまま失神したのか意識が途切れた。気づいたときに看護師さんが牛乳を持ってきてくれて、救われた気がした。しばらくいてもらうように懇願したら、手を握ってしばらくいてくれた。

世界を救いたい一心だったので、気持ちが張りつめて、緊迫した場面の連続だった。このとき話を聞いてくれた主治医のことを今でも思い出し感謝している。

このように恐怖を和らげ安全保障感を与えてもらえることを望みます。

【緒田】私は、精神科病院に救急車で運ばれた。病院の前に大勢の看護師と精神科医が待っているのを見て、「パンと牛乳」と叫び続けて、実際にパンと牛乳が持って来られるとそれらをぐしゃぐしゃに引きちぎってしまった。そんな行動の反面、頭のある部分では覚めた冷静な意識を持っていて、自分の状態を正常な目で見ることができ、二〇年たった今でも鮮明に覚えている。医療者にしてもらってよかったことは、注射。してほしかったことは、なぜ自分が入院したのかの説明である。そして、入院までにさまざまな方々に迷惑をかけた罪の告白を聞いてもらえる時間がほしかった。

【星礼菜】絶望しているので未来を肯定してほしい。「よくなるよ」とか、「これからうまくいくよ」とかいった声かけに飢えている。

【のせ】相づちはうれしいものです。一九歳の時、やるべきことは全部やったから死のうと思っていて、そのことを看護師が丁寧に聞いてくれて助かった。話を聞いてもらえることと黙っている時間(独り言をいう時間)の両方が必要である。

保護室内で注射を打たれ体が動かなかったとき、老看護師がずっとそばについてくれて、「変な汗のかき方はしていませんか?」と言ってくれた。閉鎖病棟のとき、看護師長が外に連れ出してくれて、「階段を一緒に上りましょう」と言われ上ったら、「すごい体力ね」とほめてもらい、とてもうれしかった。

三―(七)　一瞬の穏やかな日々から回復（寛解）時臨界期へ

テキスト

◆やがて急性統合失調症状態は鎮静化し、寛解過程へと向かう。

急性期を過ぎたあと、明るくおだやかな一週間前後が訪れることが多い。患者は「もう治った」と思い、いくぶん納得がゆかない気持ちのまま「社会復帰」をしようとする。「何でもできそう」「早くバリバリ仕事をしたい」「学校に戻る」。しかしこれは、「2月の早咲きの花」であり、実際、1枚の絵を描き終えるのを疲労が放棄させるほど「わずかな霜にも耐えない」。

次に苦しい時期がくる。身体症状は下痢、めまい、頭痛などで、ときにはけいれん発作、感染症、風邪様症候群、原因不明の微熱、目がまわる、など。薬の副作用が突然でる。悪夢をみる。ここで医療者があわてると、患者は微小再燃をおこすこともある。処方変更も一時増量のほうがよい場合のあるくらいである。この時期は、急性期の後期に予告しておいて「必ず一時《いっとき》だ」(七四)と付言しておくと患者はたすかる。「身体全体が病いを担いはじめる時期」と考えてもよい。

◆身体症状の訴えの多い時期となるが、しばしば単なる偶発的身体症、副作用の出現、などとして処置される。ときには心気的態度と解され、さらに焦燥感と結びついて症状の悪化とされることさえある。この時期はそのさまざまな不安定さによってしばしば〝再発〟と誤認される。しかし、この時期における焦慮は治療者への不信を伴わず、不安はこの事態が治癒への一道程であることをおだやかに説明することによって解消する。(七五)

◆この時期における孤独は急性期における孤独と異なり人間的世界にひらかれた孤独であり、この時期における身体的擾乱《じょうらん》は急性期における精神運動性不穏と異なり、病者が安んじて聴従すべき「生体の英知」につながる、健康化の一道程としての擾乱である。それらが最大の治療的契機としての意義を構成するものであることはいうまでもないであろう。(七六)

解説

森越　「擾乱」という言葉の意味は何ですか。

中井　「みだれ」というようなところですね。この時期の身体の乱れに対しては、身体の声に耳を傾けることが重要ですね。

森越　身体の中で起こっている生の戦略ですね。意識が身体にも目を向けられるようになることは、回復の兆しですね。

四、回復期前期

回復（寛解）時臨界期の動揺のあと、突然覚めた人のように見え、生き生きとした感覚が蘇る。患者が「世間の冷たい風を感じる時期」と回想するこの時期を、「深い消耗感、抑うつ感の時期」から「繭に包まれた感じの時期」への流れのなかでたどる。

四―(一) 覚醒か夢か

テキスト

◆回復（寛解）時臨界期の動揺がおさまると、突然さめた人のようにみえる。本人にも、ものの色彩が深い意味をもって鮮やかに映る。病気のさかんなころのふしぎな現象を生き生きと語る余裕が生まれる。体験を生き生きと語れるのは一週間くらいで終わる。体験内容に患者は半信半疑であるが、悪化とまちがわないように。

この時期のあと、深い消耗感、抑うつ感がおこる（急性精神病経過後の抑うつ）。急性期にも存在した「現実感のうすさ」（離人症）が表面にでる。(七七)

◆病者はしばしば、「繭《まゆ》に包まれた感じ」というべきものを経験する。それは内的外的事象からの軽度の離隔感、すなわち、それらの事象が遠くで生起している感じ、はっきりと感得できない感じ、水中のできごとのような感じ、あたかも自分が温室の中にあるような感じである。ごく軽度のものから、明確に離人症とされるべき状態までさまざまな段階がある。

この感じが保護的であることを病者自身も多少とも感得していることが多い。もどかしさはあっても、大きな不安はない。しかし、この被保護的状態が突発事への対処にあたっては無力であることも病者自身にはわかっている。（七八）

◆患者の描画によれば、回復（寛解）期前期が、たとえ外観は消耗状態と映るにせよ、それ自身の重要性をもつ回復過程の一環であることを証するものである。この時期における言語的交流の乏しさや社会的行動の拙劣さに惑わされるべきではない。そもそも、言語的交流についていえば、一般に統合失調気質の人が対人関係において通常は寡黙であり、挿間的に非常に深い意味をもつ言語的交流をなすものであることを思うべきである。

この時期において、周囲が強引に社会的行動を強いるならば、患者はみずからの内的リズムに対する感覚を失う。彼はいわばクロノス的時間の奴隷となり、もはや直接の外的強制によらずしては行動することが困難となる。（七九）

四－(二)　自殺の最危険地帯

テキスト

◆回復（寛解）期臨界期から回復（寛解）期初期は心理的にきわめて不安定な時期である。もっとも強い支持を必要とする時期、さもなくば自殺の最危険地帯である。病者に対する者はこの時期におけるいわゆる「病識」の発生を単純に喜ぶべきではない。臨界期の初期は、その時期の描画が如実に示すように「恐ろしい直観」の時期である。この時期における「恐ろしい直観」への孤独な直面に耐え得ないことによって妄想の世界に遁入する場合も多いのではなかろうか。（八〇）

◆臨界期の体験は、おそらく急性統合失調症状態にもまして言表を絶したものであり、それ自体の深さにおいて言語化されたことはほとんどないかもしれないとさえおもわれる。この時期において病者は非常に孤独感を味わう。治療的支持なくして、ひとりこの時期を通過することは非常に困難であり、それゆえにこそそのような病者はしばしば、死をもとめ、再発を願いさえする。（八一）

◆回復するにつれて「頭が働かない」「からだが動かない」「いくら寝ても寝たりない」「目がかすむ」「新聞や雑誌の文章がピンとこない」などと訴える。ここで本人や周囲が「ダメになった」「バカになった」と考えやすい。

「ここは重要な再調整期で、さらに余裕ができたら新しい知識や体験が入るようになる」と告げる必要がある。でないと、少し調子のよい時期に全力をふりしぼって、その後絶望して自殺したり、慢性化への道に入る。「急によくなったように見えるときは急に悪くなったときほど危ない」[笠原嘉]のはこのためである。(八二)

◆微小な突発事の連鎖である対人場面がこの時期にはとくに苦手である。(八三)

◆状態は、明暗二つの時期をくり返しながらしだいにおさまってゆくらしい。発病前の苦しみ、幼いときの体験、家族のことが、ときどきひどく鮮やかに思いだされる。この先どうなるかを無理に見ようとするが見えない。その間に焦りがでたり、イライラしたり、人をやっつけたくなったりすることがあるが、すべて一時的である。ときに病気の最中のことがなつかしくなったり、惜しいことをしたと思うこともある。患者が「世間の冷たい風」を感じるときである。(八四)

体験ノート
急性期を脱して思うこと

【綾】病気になった時、自分は終わったと思った。家族は病気について何も言わなかったが、心療内科で診断を受けた時、母が流した涙のことは覚えている。社会的弱者という、社会の最底辺で生きていかなくてはならないという現実に、いっそのこと死んだほうがいいのではないかとすら思った。病気や制度についてある程度の知識を持った今でも、病気について悲観的に考えることはある。もし、病気にならなかったらと夢想することだってある。

【ウナム】入院中も退院後も病気だからと悲観的になったことはない。将来が現実的に感じられなかったのかもしれない。

【エピンビ】特別の計らいで閉鎖病棟を一週間くらいで退院し、大阪の姉の家で、鹿児島からやってきた父とともに療養した。愛情のこもった軟禁状態とでも呼べる感じであった。ゴルバチョフ書記長来日のニュースをやっていて、非日常感を醸し出していた。姉と父が中井先生がいう「繭」を作ってくれた。あごが亜脱臼した以外は派手な出来事らしい出来事は起きず、遠くから聞こえる宣伝の音を覚えているくらいである。薬は強く、ぼんやりした毎日だった。突発的に話しかけられたときにどう答えていいのか分からなくなった。雑談ができなくなった。リハビリと思って話す努力をしたら、よく話せるようになった。

【星礼菜】睡眠薬で、眠るように楽に死にたいと思うことはよくあった。たとえ保護されてあったかいふとんに包まれて横になっていても、意識がある状態が苦痛でたまらなかったのだ。

【のせ】幻聴や妄想に自然界の不思議を感じた。これに逆らうと自然に逆らう気がしたので、なすがままに自然と一体になっていた。風が吹いたり竹が揺れると不安を感じた。自然災害があると、自分が自然と一体になっているがゆえに自分のせいで起こったのではないかと考えた。

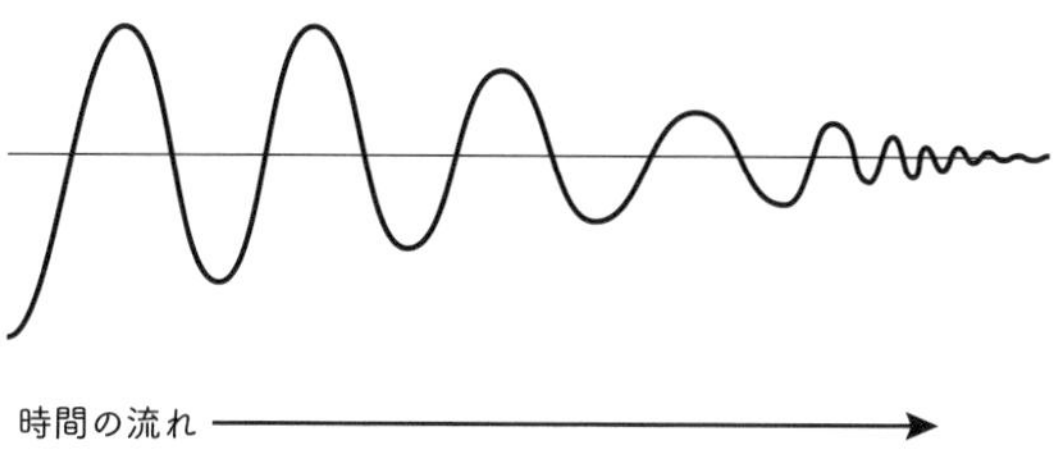

図13　回復のリズム

四―(三) 回復のしるしと大切なこと

テキスト

◆改善は、夢が明るくなることと、テレビが頭に入ることから始まる。たぶんエネルギーが少なくてすむからだろう。この時期は身体感覚を意識にのぼらせる好機である。新聞が読めるのは、かなり遅れるのがふつうである。(八五)

◆急性統合失調症の極期には決してみられなかったことであるが、幻聴や妄想が夢の中に入りこむこともある。同時に、白昼における幻覚妄想はにわかにその力を減じるので、幻覚や妄想は夢の中に「還ってゆく」というべきかもしれない。少なくとも、それらは覚醒した自我ではないにしても夢の中には盛り込めるようになったのであろう。(八六)

◆睡眠と休養が大事である。初期の睡眠は能率の悪さを時間の長さで補うことになる。

入院中の場合、最初の外出・外泊は、「休息のため」と目的を家族にはっきりさせ、担当の医療者が見送り出迎えると後々まで効果的である。(八七)

◆これは周囲の人たちの問題です。

患者さんがしんどい、たまらないと感じて焦ってしまうのは、家でも病棟でもゴロゴロすることを許していながら、その一方で「早くあなたには働いてもらわなくてはね」「これからのことをどう考えているの」などという慢性的な刺激を与えるからでしょうか。これは緊張を、つまりかたい疲れを続けさせることになります。実際そうも言ってみたくなると周囲の方は言われるのですが、これは家族内部の関係をもっとも緊張の高い、不愉快なものにする道だと思います。

では生涯ブラブラしていてもいいのかということですが、私は「その時期が来たらおのずとわかる」「いま見えないものも見えてくる」という意味のことを告げるようにしています。

だいたいにおいて統合失調症の患者さんは〝先案じ型〟で、将来を案じています。そんなときは平凡なことですが、「あまり先に考えても、その通りになるとは限らないものなぁ」「最悪のことがいちばん実現するとはいえないものなぁ」「七転び八起きっていうし。べつに七遍ころばなきゃいかんことないけど」と、ポツンとつぶやくくらいがいいと思います。私がやってきたのはそれくらいのことですね。平凡な言い方ですけれども、ちょっと含みを持たせ、視野の狭さ、かたさを広げることが大事なのでしょう。(八八)

体験ノート

回復のしるし

【ウナム】回復のしるしとは、これまで受け入れられなかったことを素直に受け入れられるようになることだと思う。家庭菜園の作業にいやいや行っていたが、素直に行けるようになったことや、収入が少ないことを自覚して、お金をあまり持ち歩かないようになった。現状が見えて行動に移せることもしるしのひとつだと思う。

【エピンビ】回復のしるしとは、文字を読むことができるようになり、読書の楽しみを再び見いだしたことである。友人、知人との話し方を忘れてしまって、コミュニケーションの楽しみも失われたと思い込んでいたが、活発に振る舞えない時期を過ぎ、いろいろな挑戦をするなかで自信を取り戻し、再び会話の楽しみが戻ってきた。

【黄桜】病気を発症してから、いろんなことが起こった。その体験を通して、「世の中、色んなことが起こりうるのではないだろうか?」と感じられるようになったことも回復のしるしかもしれない。

【栗】後から入院してきた人が先に退院していったときあせりを感じていた。そんなときに「シーツも替えたし気分もスッキリィ～」という手紙をもらい、自分のペースがあるんだと気づいたことが回復のしるしだった。

【星礼菜】他の人のことが気になったり、話しかけることができるようになったことが回復のしるしだった。入院中、だれも私をとがめる人はいなかったので、マイペースで絵を描いたり、折り紙を折ったり作業療法に参加していた。病院内の人々は私に無関心ではなくて、そっと見守りつつ優しく話しかけられることもあった。

【のせ】病棟に慣れること、笑えるようになること、音楽を聴けるようになることが回復のしるしだった。テレビは自分のことが言われているような気がしてよくなかった。建物の新聞広告のデザインをじっと見られるようになることも自信につながった。

解説

森越　回復してくると夢を見るようになりますね。このときに悪夢を見ると、また思い出して不安になり、「また悪くなるんでしょうか」と聞かれることがあります。でも夢は回復の兆しといいます。また寝すぎると心配されるのですが、「今は眠るだけ眠る時です」と答えるのですが。

中井　それでいいでしょう。家族なら手を握ったり、直接的な感覚が大事かもしれません。

五、回復期後期

心身はゆっくりと回復し、しだいに状況もつかめるようになり季節を感じて、余裕も出てくる。

患者が「治療という大仕事」を抱えながら社会参加していく上での大切なポイントを、回復の経過のなかでたどる。

五—㈠　世界が再び輝き出す

テキスト

◆回復（寛解）期後期においては、精神活動の身体的対応性はほぼ健康者の水準に近づく。自律神経系の機能は次第にゆるやかな調和的振動を示すようになり、日周差も出現する。消耗感や集中困難はしばしば突如消失し、病者はにわかに醒めた人のごとき印象を周囲に与える。この際にも一過性の自律神経性擾乱をみることがある。

この時期の大きな標徴の一つは、季節感の回復である。病者は「幾年ぶりかに春を感じます」「先生、秋ですね！」と語る。カイロス的時間の再生が白昼の意識に達したとみることができよう。事実、現在の相の下に過去を眺め、未来を予測しようとする努力がなされる。不安を催起せずして過去を回想し、それを一つの連続した物語として捉えることが可能となってくる。これらは全体として、より進んだ余裕感を構成し、病者は他人の存在下でも余裕感を維持することが一般に可能となる。また、ある程度突発的事態への対処もできるようになる。（八九）

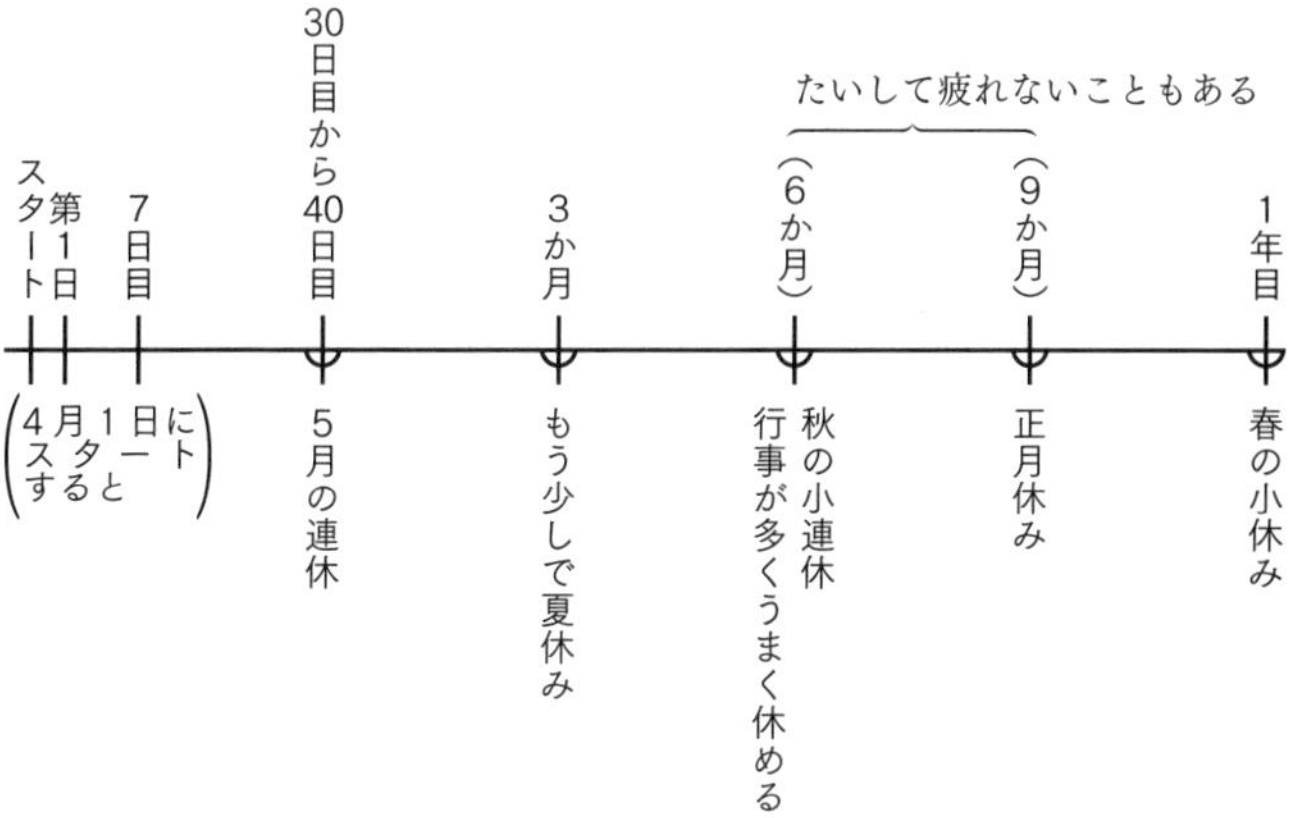

・日本の休日に、偶然よく合っている。
・「初七日」「四十九日」「百ヶ日」「一周忌」と覚えるとよい。これも死者への悲しみと、死者の役割を代わってするという二つの「作業」の疲れを慰めあって癒やすために人が集まるのだろう。
・7日目、30～40日目、90～100日目、それから3か月ごと、1年目。このあたりは疲労しやすく、仕事がやめたくなる。しかしそれは自然なことで、一時的であり、調子を少しおとすか、いっそ休むと、また力が出てくる。だから「もうダメだ」と思う必要はない。1年もてば3年もつだろう。あとは仕事との合い性である。
・7日とは、あるところの就職放棄のピークより少し前をとったのだ。30～40日は、戦後一時期の労働争議期間の平均と戦争医学において古参下士官の起こす""戦闘消耗""までの期間。3か月は一季節の長さであり多くの病の周期でもある。仏教の初七日、四十九日、百ヶ日、一周忌と重なるのは偶然かもしれないが、あるいは「喪の作業」の節目に関係者一同会合し、ごちそうをたべて励ましあう機微があるのかもしれない。

図14　生活再開カレンダー〔中井〕

体験ノート──輝き出した世界

【栗】入院初期は、他の患者さんにおせっかいをしていたが、徐々に距離がとれるようになったころ、閉鎖から開放病棟に移った。季節は初夏で、窓から見える自然の姿に季節を感じた。木々の緑は時の流れを感じさせ、優しく包み込むような風や空に心が穏やかになり、世界が再び輝き出した。自然の移ろいを感じる心は、人々との交流をおだやかなものに変えてくれて、それが回復のきっかけとなったと思う。

【星礼菜】病院スタッフに閉鎖病棟から外に出してもらい、病院の畑の近くの大きな倒木に数人で腰掛けて初夏の風を気持ちよく感じたことを覚えている。のんびり畑仕事を手伝いながら、自然の感触を楽しんでいた。もう一度外に出てみたいと思った。

解説

森越　回復（寛解）後期に「世界は再び輝き出す」、このタイトル大きすぎますか？

中井　（笑）まあ、いいんじゃない。勘弁してもらいましょう。大きなこと言っているようだと思われるとしても。

森越　編集作業で、急性期の話ではみんな具合が悪くなりそうということがありましたが、回復期に入るとまた元気になりました。

中井　具合が悪そうというのは、どんなところですか？

森越　急性期の兆候を生々しく思い出すと言ってました。

中井　そうなんだね。みんな、今は病気が実在するような段階ではないけど、それを距離を置いて眺められるかどうかということだろうね。

森越　はい。幻聴はあるけれど自分でコントロールできる状態は自分にとって寛解と思うなど、寛解のことはとてもよく話してくれました。普段元気に生活していても、ふと思い出す症状とどのように折り合いを付けるかは時間がかかると感じています。

中井　そうでしょうね。

森越　生き生きと世界を感じるようになると、刺激も強くなりますものね。

中井　この時期、せいぜい三カ月ぐらいみればいい。十分じゃないかな。三カ月。私はリハビリカレンダー（前ページ図）を手書きにして渡すことにしているよ。

五―(二) 再発への対処法―睡眠を中心に―

テキスト

◆「繭に包まれた感じ」の消失は、一方では季節感の回復など、外界との直接接触感を意味するが、他方、外界の刺激に対する保護感の喪失をも意味する。したがって統合失調症から回復した人における挿間的危機の克服、すなわち再発の防止がこの時期の大きな課題となる。(九〇)

◆統合失調症の再発に際しては、妄想気分の出現にも先駆して、微細な、いままで明確に言語化されたことのない、名状しがたい感覚が発来するらしい。若干の病者はこの感覚の発生をいちはやく感受し再発の回避に対策をとることができるようになる。(九一)

◆睡眠は、精神健康を維持する基礎である。人間の精神活動は、眠らないでいると、しだいに乱れてくる。睡眠は、ちょうど昼間に主人が散らかしたものを夜中に忍びこんで、そっと片づけてゆく童話の小人たちのようだ。

二日で収支を合わせる。一日不足した分を翌日補って睡眠の収支を合わせれば、精神健康を保てる。睡眠は、一・五時間から二時間が一単位になっている。この一単位のなかに睡眠のすべてのあり方が入っている。四単位から五単位が一日の睡眠に必要である。計算すると六時間から一〇時間となる。短い睡眠で足りる人と長い時間が必要な人がいる。個性であるから、無理に変えようとするとよいことは一つもない。歳をとると短い睡眠時間で十分だというのは嘘である。老人に睡眠障害が多いということにすぎない。なお、目ざめの時刻は自分に命令するとそのとおりになることが多い。「五時に起きよ」「七時半まで寝ていてよい」というぐあいである。早く目が覚めてしまう人にも試してもらう価値がある。（九二）

体験ノート

睡眠の大切さ

【編集部】統合失調症は睡眠障害の病気であるといえるくらい、睡眠と深い関わりを持つ。睡眠障害の種類は、なかなか寝付けない入眠困難、途中で何度も目覚めてしまう中途覚醒、朝方早く目覚めてしまう早朝覚醒、再発前のまったく眠れない全不眠があり、人により体調により状態が異なる。ただ各人の体調が悪くなる前の睡眠困難の状態は似ているので、その状態を知っておくと精神健康の維持に大いに役立つ。

「二日で収支を合わせる」という言葉は魅力的だが、一晩眠れないと、次の夜、眠らないといけないという緊張感から眠れないことがある。このときは自分なりのリラックス方法を試し、睡眠薬を使ってでも眠る必要がある。二日眠れないで、全然疲れを感じず自分がえらくなったように感じたら病院受診する。

睡眠時間は、八〜一〇時間が妥当という意見が挙がった。睡眠が短すぎたら、物事を悲観的に考えたり、症状が出現することがあり、休もうと思って長時間寝過ぎても、頭のなかがぼんやりとなる。睡眠薬を使った眠りは前頭葉に膜がかかったような人工的な感覚が残るため、自然な眠りがとれるように生活習慣を整える必要がある。大切なのは自分にふさわしい睡眠時間を知ることである。

【ウナム】高校の時に、試験の成績を良くしようと思って勉強の時間を増やし、睡眠時間を三時間に削った。だんだん体が慣れてきて三時間睡眠でも平気になった。しかし成績が伸びず、体がおかしくなって精神科に入院となった。入院中は夜九時消灯で朝六時起床の規則正しい生活。退院後、デイケアに通いながら夜は十時に床に就いて、朝六時に起きた。毎日飲んでいた薬の副作用があったせいか、七時半ごろから眠くなり始めて、八時に床に就く日があった。これは体が早く眠ったほうがいいというお告げだと思い、デイケアのＰＳＷと相談したら、「九時に寝るのが良い」という結論になり、医師に話すと「睡眠は大事だからね」と言われた。そのことがあってから、夜は九時に床に就こうと心に決め、夜九時から朝六時まで睡眠をとるようにした。九時間睡眠を試してみると周りの人が「最近何か変わったね」とか、「表情がいいよ」などと言ってくれるようになった。私は他人からの印象まで睡眠が影響するのかと半信半疑だったが、朝は目覚ましの音より早く目が覚めることもできて、これは入院中以来の気分の良さだと気づき、九時間睡眠を継続している。

五―(三)　慢性化の問題

テキスト

◆統合失調症はその諸段階のいずれからも慢性化しうる。(九三)

◆慢性統合失調症を統一的に把握することはむずかしい。じつにさまざまな患者の生き方が混ざっている。筆者は、急性期の各段階が足踏みし、反復しつつ環境の作用を受けて成立すると考えている。(九四)

◆〝蛹の時期〟が遷延してほとんどいわゆる〝欠陥状態〟が云々されるに至ったのちに、にわかに、そこから蝶がうまれいづるような、イメージの更新と豊富化がみられることもありうる事態であって、治療的努力は決して放棄されるべきではない。(九五)

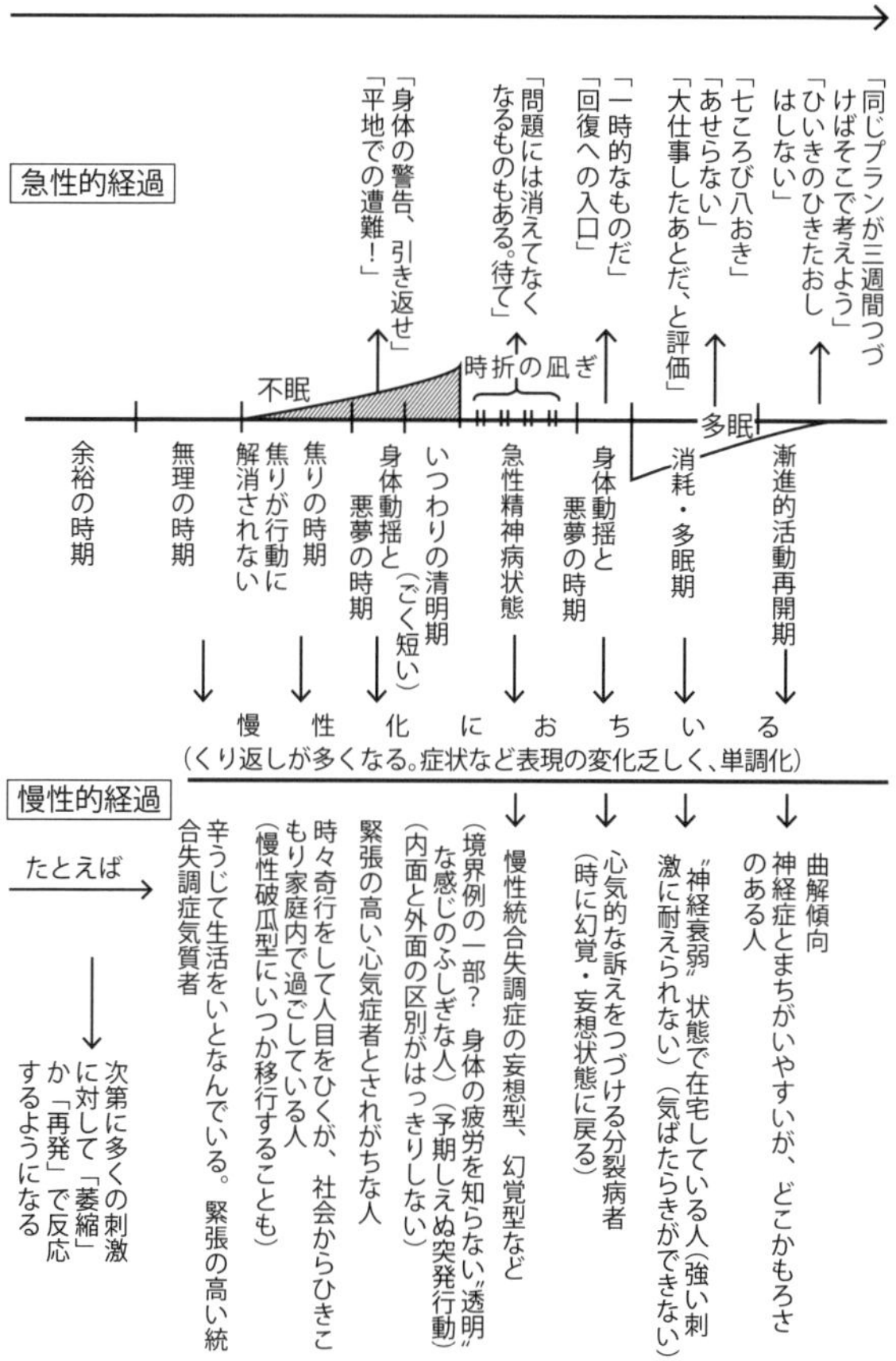

慢性化とは、図のように、それぞれの段階が次の寛解に向かう過程を阻止されて、長く同じ状態を反復した結果生じるものと考えている（中井）。

図 15　慢性化の過程

五―(四) 目指すべきこと

テキスト

◆「統合」とは、ひらたくいえば「まとまり」である。まず「考えのまとまり」であり、「情のまとまり」であり、「意志のまとまり」である。その「バランス」を回復するという目標は、「幻覚や妄想をなくする」という治療目標に比べて、はるかによい。

「幻覚・妄想をなくする」という目標に対しては、患者・家族はどう努力してよいかわからなくて、困惑し、受け身的になってしまう。これが病いをいっそう深くする悪循環を生んでいたのではないか。これに対して、「知情意のまとまりを取り戻していこう」という目標設定に対しては、患者ははるかに能動的となりうる。家族・公衆の困惑も少なくなるだろう。患者と医療関係者との話し合いも、患者の自己評価も、家族や公衆からの評価も、みな同じ平面に立って裏表なしにできる。だれしも時には考えのまとまりが悪くなり、バランスを失うことがあるはずであるから、病いへの理解も一歩進むだろう。

また、治療関係者間のコミュニケーションも、この比重移動によって格段によくなるのではないか。看護日誌も幻聴や妄想の変動を中心にすることから、「考えのまとまり」をたずね、「感情のまとまり」「したいこと（意志）のまとまり」をたずねるほうが前面にでてくるだろう。そうなれば、医師や臨床心理士、ケースワーカーとのコミュニケーション、あるいは家族との語り合いも、同じ平面に立ち、実りあるものとなっていくと思う。（九六）

◆余裕感の到来に先立って焦らせつつ社会復帰のコースを歩ませるならば、時には、治療者が無際限に具体的指示を発しつづけねばならない事態となるのではなかろうか。

統合失調症を経過した人の味わいうる生の喜びの一つは「余裕感の中で憩う」ことであって、その味わいの深さは、あるいは他の気質の人の知りえない種類のものであるかもしれない。私は患者に治療目標の設定を、「あなたが何かをしてもよいが何をしなければならないとは感じないだけのゆとりをもてるところ、何かになってもよいがならなくてもよいだけのゆとりのあるところまでお互いに努力するということと思うがいかがでしょうか」という意味を話して行なう。「それからはあなたの自由である」とも。実際それ以上は個人としての患者の人生への過度の介入であり、それは患者に一つの脅威あるいは陥穽《かんせい》と感じられうると私は思う。（九七）

体験ノート

まとまりについて

【綾】退院後、本を読もうと思ったが、文字がすべるため、いきなり小説は難易度が高すぎると思って漫画から読み始めた。最初は一冊も読み切れず、一〇分読んでは二時間寝た。そのうち、何冊も続けて読めるようになった。次は小説に挑んだ。最初は一〇ページから。根性で読んだ。慣れてくると、少しずつページ数を増やした。今では、ハードカバーの分厚い本を一日で四冊読めるようになった。本が読めるようになると、病気の症状は治まっていった。

【ウナム】工場で働いていた頃は、疲れと休息の意味を忘れてしまって、体が疲れているのに、夜十時から始まるテレビを見たり、日曜の夜三時までテレビを見たりしながら仕事に行って、睡眠不足で入院してしまった。今は興味があるテレビ番組があっても見ないで、毎晩九時になったら床に就くようにしている。生活にまとまりがついたら、知情意もまとまるように思う。

【エピンビ】頭がごたごたした書類の山に埋もれているようで、新たに入ってきた情報も取り出せない感じがする。いつも頭がパンパンしている一方、生活全般おろそかになっている部分も多い。ネットの影響も大きい。パソコンに無理をさせるとフリーズするかのように、脳がギブアップする場面が多い。

頭が「まとまってきて」、何かが分かりかけたようでもったいない感じがするが、状態が良くあればこそ「研究」もできるので、ぐっとこらえて薬を飲んでまとまりをほぐす。世界の真相が分かる気がして、怖いながらも身を乗り出して病気の入り口付近の景色を見てみようという好奇心が抑えられなかった。でも何がまとまってきたのかはうまい具合に表現できない。

【星礼菜】入院前、朝から晩まで車に乗り、お店をはしごして飲食や買い物をした。お金がなくなっていくのに恐れはなかった。店員さんに優しく声かけされ、消費者金融の人ともお友達になれると信じた。保護された警察署では警官に「なぜインターネットではポルノが公然と出回っているのか」と八つ当たりしていた。入院先でも自宅ではお城が建設中だからそれまでここにいるのだと思っていた。妄想は劣等感の裏返しだが、その妄想を中心として頭の中がまとまりすぎていたと思う。

【のせ】「待てないね」と人からよく言われる。思いついたことは風と共に去っていき、二度と思い浮かばないんじゃないかと思うからである。まとまりをつけるためには落ち着きが必要であろう。

五—(五) 治るということ——発病前よりもよくなる

テキスト

◆私によれば、まず、治るということは発病前の状態に戻ることではない。それはいつ病気になっても不思議ではない、いわば病気の種子を含んだ不安定な状態であっても不思議ではなく、治るということは、前よりも、たとえ見栄えはしなくとも、より安定した、余裕の大きい状態に出ることである。ある意味では治るとは、発病前よりもよくなることでなければならないだろう。(九八)

◆急性期に、彼らが「心の生ぶ毛」とでもいうべきものを磨《す》り切らせないことが大事なのだ。彼らの繊細さ、やさしさ、そして人への敏感さを。なぜなら、この「心の生ぶ毛」のようなものこそ、彼らの社会復帰——というべきか加入というべきか——におけるもっとも基礎的な資本であると私は思うからである。彼らが社会に生きる上でおおむね不器用な人であるとかりにいわれても、彼らの「心の生ぶ毛」とでもいうべきもの——私にはそれ以上うまく表現できないが——は必ず、世に棲む上で、共感し人を引きつける力をもつであろう。それを世間的な意味での立ち廻り上手よりも高く評価する人間は、社会の側に必ずいると私は思う。急性期において、われわれのまずめざすべきものは患者の心身の休息であり、保存に努力すべきものは「心の生ぶ毛」であるといいたい。（九九）

◆統合失調症圏の病いを経過した人の社会復帰《リハビリテーション》は、一般に、社会の多数者《マジョリティー》の生き方の軌道に、彼らを〝戻そう〟とする試みである、と思い込まれているのではないだろうか。しかし、復帰という用語がすでに問題である。彼らは必ずしもすでにそのような軌道に乗っていて、そこから脱落したのではない。より広い社会はもとより、家庭の中ですら、安全を保障された座を占めていたのでは、しばしば、ない。はじめての社会加入の過程にあって、そこでつまずいた場合が多くても当然であろう。年齢的にも無理はない。これは、言うまでもないことのように思える。しかし、私の言いたいのは、多数者の途に――復帰するのでなく――加入することが、たとえ可能としても、それが唯一の途ではないだろうということである。また、敢えていえば、しばしば最善の途だろうか。証拠は、ただ周囲をみわたせば足りるであろう。多数者に倣わせようと強いることは、成功したとみえる場合にすら、時に、何のために生きるかがはっきりせぬままに周囲の眼を怖れる萎縮した人生に彼らを導くであろう。考えてみれば、統合失調症を経過した人は、事実においてしばしばすでに社会の少数者《マイノリティー》である。そのように考えてとすれば、少数者として生きる道を積極的にさぐりもとめるところに一つの活路があるのではあるまいか。（一〇〇）

体験ノート 治るということ

【綾】病気になる前の私は、内気で人見知りで口べただった。病気になって急性期を乗り越え寛解期を迎えた私は、人見知りはするものの軽いもので、明るくてよくしゃべるようになった。病気にならなければ出会うことがなかった人たち。病気になっても変わらなかった友達。病気になった私を支えることによって強くなった家族との絆。どれか一つでも取ってしまったら、ここまで私が回復することはなかったと思う。病気のことは予想外だったけれど、昔の自分が望んでいた自分になれた。病気になって、私は前向きに考えることができるようになり、自分の気持ちを口に出して言えるようになった。私がここまで回復できたのは、出会った人、変わらない人、支えてくれた人のおかげだと思う。

【ウナム】周りからは「さぼる病気」と見られやすいが、統合失調症が生活や仕事において無理が利かないようにブレーキをかけてくれた。この病気の役割は安定のほうに導いてくれることだと考えている。自分の能力以上のことができるという、うぬぼれが「治った」のである。ゆえに寛解とは「勘違いでなく冷静に考え行動できること」である。

【エピンビ】発症前いじめを受け、内向的な人間から外向的な人間になろうと必死の努力を重ねていた。その努力のおかげで会話に苦労することはなくなったが、社会における権力構造が分からなくなった。そういった構造から自由になり過ぎると気分が高揚したり、無意識の水位が上がり心の安全が脅かされる。ゆえに寛解とは、「ふらめきながらも、社会システムや慣習のなかで、何とかやっていけること」である。

【緒田】病気の前は、人に平気で嘘をつくひどい生活をしていたが、病気になって善と悪を考えるようになり、平気で嘘をつく性格が「治った」。また、幻聴に振り回されなくなった。ゆえに寛解とは、「たとえ感情の波や幻聴があっても、それをコントロールできる状態のこと」であり、「口先だけではなく行動できること」である。

【黄桜】病気になってから、「マイナスに振れた分、大きく事を成さないといけない」と思っていた。「もうこれ以上マイナスに振れたくない」という気持ちがあり、何もできない時期があり二進も三進もいかなかった。働きたかったが、まずは何か行動をしようと思い自立訓練事業所に通い、もどかしい感情はあったが元気が出てきてパソコンを覚え、仕事にたどり着いた。プライベートでは昔の同級生にばったり会って、旧友との付き合いもできるようになった。大きく成そうと思い続けていたら得られなかったことが身の回りに存在していると思う。小さな一歩からはじめてもここまでこれる。過激な思考を手放しつつあるのも回復のしるしだと思う。

引きこもっていたときは、一人で頭を悩ませて出た答えを実行することが美しいという考え方だったが、答えはパッとしなかった。少し遅い気づきだが、親や友達、信頼できる人に相談し、実行できるようになってから物事が順調に運ぶようになった。人や社会でのリアルな体験を通して、いつの間にか「世の中、いろんなことが起こりうる」と感じられるようになった。薬を飲んだり、休みを多くとったり、生活習慣を改めたりバランスは取っているが、未来を幅広く柔軟な視野で考えられるようになったことも回復のしるしだと思う。「統合失調症は難病といわれているが、自分はうっかり治っちゃうんじゃないか」と思っている。

【栗】病気以前は、身内との関係に悩んだり、一日も早く自立したいあせりもあり、あれもこれもしたいと苛立っていた。発病後、身内との関わりに変化があった。お互いにこれだけは言ったほうがいいことを伝え、相手を思いやることを考え我慢して伝えないことを身につけられ、心の成長ができていると感じる。発病前の元の自分に戻ることではなく、いい方向に成長している自分がいることだと実感している。精神状態が不安定な時期があって発病したが、今では人との交流の大切さやいろんなことへの感謝の気持ち・思いやりを常に持てるようになった。

【星礼菜】今、実家や家庭、職場にいるとあたたかく感じる。以前は自立できない自分、居場所のない自分に苦しみ、幸せそうな他人と自分を比較してあまりに違うのでうらやましすぎてつらかった。小さなことで大きく傷つき凍りついていた心が、家族や会社や主治医などの支援者のおかげで徐々に温度を取り戻したと思う。今になって思えば元々あった人のあたたかさに気づけなかったからかもしれない。

【のせ】退院した後、体が動かず、部屋でじっとしているだけで何もできなかった。それから長い時間を経て、寂しさはあるが一人暮らしもどうにか送れるようになった。寛解とは、例えば、ひげをそるなど、身の回りのことができることである。

解説

森越　寛解の定義で、いろんな意見が出ました。先生が考える寛解とはなんでしょう。

中井　寛解っていうのは、ぼくは、「ほどける」というような感じ、言葉に近く受け取っているかな。自分を縛っているものが、ほどけるとか、

そういう感じがどっかにあると思います。ぼくはあなたがご覧になったように、藤の花が寛解の山中に咲いているのを思い合わせたのです。身の回りのことができることが、自分の寛解。いいですね。縛ってるものがほどけていく。

[第三章　参考文献]

（一）「統合失調症の陥穽」（原題「分裂病の陥穽」）「臨床精神病理」日本精神病理精神療法学会、一九九二年（再録「分裂病の陥穽」『家族の深淵』みすず書房、一九九五年）。
（二）初期三論文とは「統合失調症状態からの寛解過程」「統合失調症状態からの寛解過程」「統合失調症の慢性化問題と慢性統合失調症状態からの離脱可能性」。
（三）「分裂病の陥穽」『家族の深淵』みすず書房、一九九五年、一三三頁。
（四）『新版 精神科治療の覚書』日本評論社、二〇一四年、四九頁。
（五）「分裂病の陥穽」『家族の深淵』前出、一三四頁。
（六）「分裂病の陥穽」『家族の深淵』前出、一五一頁。
（七）『最終講義　分裂病私見』みすず書房、一九九八年、九四頁。
（八）「統合失調症状態からの寛解過程」『統合失調症2』みすず書房、二〇一〇年、二四頁。
（九）『新版 精神科治療の覚書』日本評論社、一九八二年、二三二頁。
（一〇）「統合失調症の発病過程とその転導」『統合失調症1』みすず書房、二〇一〇年、六八頁。
（一一）「統合失調症の発病過程とその転導」『統合失調症1』前出、四三－四四頁。
（一二）『看護のための精神医学　第2版』山口直彦共著、医学書院、二〇〇四年、一三六頁。
（一三）「統合失調症の発病過程とその転導」『統合失調症1』前出、四六－四七頁。
（一四）「統合失調症者における「焦慮」と「余裕」」『統合失調症1』前出、八八－八九頁を要約した。
（一五）「統合失調症者における「焦慮」と「余裕」」『統合失調症1』前出、八九、一〇八頁を要約した。
（一六）『看護のための精神医学　第2版』前出、一九頁（一部中略し、加筆修正した）。
（一七）『新版 精神科治療の覚書』前出、二七頁。
（一八）『看護のための精神医学　第2版』前出、一三六頁（一部加筆修正した）。

（一九）「統合失調症の発病過程とその転導」『統合失調症１』前出、四七－四八頁。
（二〇）「統合失調症の発病過程とその転導」『統合失調症１』前出、四八－五〇頁。
（二一）「統合失調症の発病過程とその転導」『統合失調症１』前出、五〇頁。
（二二）「統合失調症の発病過程とその転導」『統合失調症１』前出、五八頁。
（二三）「統合失調症の発病過程とその転導」『統合失調症１』前出、四九、五八頁。
（二四）『看護のための精神医学　第２版』前出、一三六－一三七頁。
（二五）『看護のための精神医学　第２版』前出、一九－二〇頁。
（二六）『最終講義』みすず書房、一九九八年、四一頁と「統合失調症の発病過程とその転導」『統合失調症１』前出、三九頁を要約した。
（二七）『最終講義』前出、四二－四四頁。
（二八）『看護のための精神医学　第２版』前出、一三七頁（一部中略した）。
（二九）「統合失調症の発病過程とその転導」『統合失調症１』前出、三九頁。
（三〇）「統合失調症の発病過程とその転導」『統合失調症１』前出、六五頁。
（三一）『最終講義』前出、五二－五三頁。
（三二）「奇妙な静けさとざわめきとひしめき」『統合失調症１』前出、一一一頁と一一八頁を要約した。
（三三）『新版 精神科治療の覚書』前出、四六頁。
（三四）『看護のための精神医学　第２版』前出、一三八頁と「奇妙な静けさとざわめきとひしめき」『統合失調症１』前出、一一六頁から引用し、まとめた。
（三五）「統合失調症の発病過程とその転導」『統合失調症１』前出、四〇頁。
（三六）「統合失調症の発病過程とその転導」『統合失調症１』前出、四二頁。
（三七）「奇妙な静けさとざわめきとひしめき」『統合失調症１』前出、一一九頁。

（三八）『看護のための精神医学　第2版』前出、一三八頁と「説き語り「妄想症」」『中井久夫著作集5　病者と社会』岩崎学術出版社、一九九一年、一一四頁から引用し、まとめた。
（三九）『看護のための精神医学　第2版』前出、一三八頁と「奇妙な静けさとざわめきとひしめき」『統合失調症1』前出、一二〇頁から引用し、一部加筆した。
（四〇）「統合失調症の発病過程とその転導」『統合失調症1』前出、四一頁。
（四一）「奇妙な静けさとざわめきとひしめき」『統合失調症1』前出、一三七頁。
（四二）「奇妙な静けさとざわめきとひしめき」『統合失調症1』前出、一二〇頁。
（四三）「奇妙な静けさとざわめきとひしめき」『統合失調症1』前出、一二一頁。
（四四）「奇妙な静けさとざわめきとひしめき」『統合失調症1』前出、一二二頁。
（四五）「統合失調症問答」『精神科医がものを書くとき』筑摩書房、二〇〇九年、一二八－一三〇頁。
（四六）「奇妙な静けさとざわめきとひしめき」『統合失調症1』前出、一一六－一一七頁。
（四七）「奇妙な静けさとざわめきとひしめき」『統合失調症1』前出、一一八頁。
（四八）「奇妙な静けさとざわめきとひしめき」『統合失調症1』前出、一四一頁。
（四九）「統合失調症の発病過程とその転導」『統合失調症1』前出、七六頁。
（五〇）「奇妙な静けさとざわめきとひしめき」『統合失調症1』前出、一三三頁。
（五一）「奇妙な静けさとざわめきとひしめき」『統合失調症1』前出、一三七頁。
（五二）「奇妙な静けさとざわめきとひしめき」『統合失調症1』前出、一三八－一三九頁。
（五三）『看護のための精神医学　第2版』前出、一三八－一三九頁。
（五四）『新版　精神科治療の覚書』前出、二四四頁。
（五五）『新版　精神科治療の覚書』前出、一〇二頁。
（五六）『最終講義』前出、五七頁。

（五七）『最終講義』前出、五三－五七頁。
（五八）「精神科の病いと身体」『中井久夫著作集4巻　治療と治療関係』岩崎学術出版社、一九九一年、四二－四三頁。
（五九）『最終講義』前出、六〇－六二頁。
（六〇）『最終講義』前出、五八－六〇頁。
（六一）「統合失調症状態からの寛解過程」『統合失調症2』前出、三〇－三一頁。
（六二）「統合失調症状態からの寛解過程」『統合失調症2』前出、三四－三五頁。
（六三）『新版　精神科治療の覚書』前出、四八頁。
（六四）『最終講義』前出、六二頁。
（六五）『看護のための精神医学　第2版』前出、一四〇頁（一部加筆した）。
（六六）『新版　精神科治療の覚書』前出、一〇三頁。
（六七）『看護のための精神医学　第2版』前出、一三九頁。
（六八）『看護のための精神医学　第2版』前出、一三九頁。
（六九）『新版　精神科治療の覚書』前出、一一一頁。
（七〇）『看護のための精神医学　第2版』前出、一四二頁。
（七一）「統合失調症状態からの寛解過程」『統合失調症2』前出、四〇頁。
（七二）『新版　精神科治療の覚書』前出、二四四－二四五頁。
（七三）『新版　精神科治療の覚書』前出、二四七頁。
（七四）『看護のための精神医学　第2版』前出、一四四頁（一部中略した）。
（七五）「統合失調症状態からの寛解過程」『統合失調症2』前出、七四頁。
（七六）「統合失調症状態からの寛解過程」『統合失調症2』前出、七四頁。

（七七）『看護のための精神医学　第2版』前出、一四五頁（一部加筆修正した）。
（七八）「統合失調症状態からの寛解過程」『統合失調症2』前出、七五頁。
（七九）「統合失調症状態からの寛解過程」『統合失調症2』前出、七九－八〇頁。
（八〇）「統合失調症状態からの寛解過程」『統合失調症2』前出、五四頁。
（八一）「統合失調症状態からの寛解過程」『統合失調症2』前出、七四頁。
（八二）『看護のための精神医学　第2版』前出、一四六頁（一部加筆した）。
（八三）「統合失調症状態からの寛解過程」『統合失調症2』前出、七五頁。
（八四）『看護のための精神医学　第2版』前出、一四五頁（一部加筆した）。
（八五）『看護のための精神医学　第2版』前出、一四六頁。
（八六）「統合失調症状態からの寛解過程」『統合失調症2』前出、五一頁。
（八七）『看護のための精神医学　第2版』前出、一四六頁（一部加筆した）。
（八八）『こんなとき私はどうしてきたか』医学書院、二〇〇七年、一七〇－一七一頁（一部中略した）。
（八九）「統合失調症状態からの寛解過程」『統合失調症2』前出、八一頁。
（九〇）「統合失調症状態からの寛解過程」『統合失調症2』前出、八二－八三頁。
（九一）「統合失調症状態からの寛解過程」『統合失調症2』前出、八三頁。
（九二）『看護のための精神医学　第2版』前出、三四頁。
（九三）「統合失調症状態からの寛解過程」『統合失調症2』前出、八六頁。
（九四）『看護のための精神医学　第2版』前出、一四九頁。
（九五）「統合失調症状態からの寛解過程」『統合失調症2』前出、八七頁。
（九六）『看護のための精神医学　第2版』前出、八二－八三頁。
（九七）「統合失調症における「焦慮」と「余裕」」『統合失調症1』前出、一〇八－一〇九頁。

（九八）「統合失調症に対する治療的接近の予備原則」『統合失調症1』前出、一九二頁。
（九九）『新版 精神科治療の覚書』前出、一八六頁。
（一〇〇）「世に棲む患者」『中井久夫著作集5　病者と社会』岩崎学術出版社、一九九一年、三－四頁。

図注

図5　解説は「統合失調症状態からの寛解過程」『統合失調症2』みすず書房、二〇一〇年、七三頁から引用。
図7　『看護のための精神医学　第2版』中井久夫、山口直彦共著、医学書院、二〇〇四年、一三八頁。
図8　「サリヴァンを読む3〈サリヴァンの著作②著書と講義集〉」「精神科治療学」一（三）、星和書店、一九八六年
図9　『看護のための精神医学　第2版』前出、一〇三－一〇五頁から一部抜粋し、表にした。
図10　『最終講義 分裂病私見』みすず書房、一九九八年、一五五頁。
図12　『看護のための精神医学　第2版』前出、一四一頁から一部抜粋した。
図13　『看護のための精神医学　第2版』前出、一四六頁に加筆した。
図14　『看護のための精神医学　第2版』前出、一四八頁。解説は『最終講義 分裂病私見』前出、一四〇頁を要約。
図15　『新版 精神科治療の覚書』日本評論社、二〇一四年、三七頁。

巻末図表

図1　『看護のための精神医学　第2版』前出、一三一頁。
表1　「統合失調症の寛解過程における非言語的接近の適応決定」『統合失調症2』みすず書房、二〇一〇年、九八－九九頁。
表2　「統合失調症の寛解過程における非言語的接近の適応決定」『統合失調症2』みすず書房、二〇一〇年、一〇〇－一〇一頁。

初出一覧

「統合失調症の陥穽」［原題 分裂病の陥穽］
「臨床精神病理」日本精神病理精神療法学会、一九九二年
「統合失調症状態からの寛解過程」［原題 分裂病状態からの寛解過程］
『分裂病の精神病理2』東京大学出版会、一九七四年
「統合失調症の発病過程とその転導」［原題 分裂病の発病過程とその転導］
『分裂病の精神病理3』東京大学出版会、一－六〇頁、一九七四年
「統合失調症の慢性化問題と慢性統合失調症状態からの離脱可能性」［原題 分裂病の慢性化問題と慢性分裂病状態からの離脱可能性］
『分裂病の精神病理5』東京大学出版会、一－六〇頁、一九七四年
「統合失調症者における「焦慮」と「余裕」」［原題 分裂病者における「焦慮」と「余裕」］
「精神神経学雑誌」第七八巻第一号、日本精神神経学会、一九七六年
「奇妙な静けさとざわめきとひしめき」
『分裂病の精神病理5』東京大学出版会、一－六〇頁、一九七九年
「統合失調症に対する治療的接近の予備原則」［原題 分裂病に対する治療的接近の予備原則］
「臨床精神医学」第一一巻、アークメディア、一九八二年
「説き語り「妄想症」」
兵庫精神医療七号　兵庫県臨床精神医学研究会、一九八六年
「統合失調症問答」
「ひょうごの公衆衛生」第四号、兵庫県公衆衛生協会、一九九二年

「精神科の病いと身体」
　「季刊精神療法」一一巻三号、金剛出版、一九八五年
「世に棲む患者」
　『分裂病の精神病理9』東京大学出版会、一九八〇年

人物覚書（五十音順）

H・F・エレンベルガー（Henri Frédéric Ellenberger　1905-1993）南アフリカ生まれ、スイス、アメリカ、カナダの精神医学者。

T・S・エリオット（Thomas Stearns Eliot　1888-1965）イギリスの詩人、劇作家、文芸批評家。

W・シュルテ（Walter Schulte　1910-1972）ドイツの精神医学者。

アイゼンク夫妻（Hans Jurgen Eysenck　1916-1997）心理学者。

ヴィドゲンシュタイン（Ludwig Josef Johann Wittgenstein　1889-1951）オーストリア生まれのの哲学者。

コンラート（Kraus Conrad　1905-1961）ドイツの精神医学者。

サリヴァン（Harry Stack Sullivan　1892-1949）アメリカの精神科医。

シュヴィング（Gertrud Schwing　1905-1993）スイス生まれ、オーストリアの看護師。

スウェーデンボルグ（Emanuel Swedenborg　1688-1772）スウェーデン出身の科学者・神学者・神秘主義思想家。

ツット（Jürg Zutt　1893-1980）ドイツの精神科医。

フリーダ・フロム＝ライヒマン（Frieda Fromm-Reichmann　1889-1957）ドイツ生まれ、アメリカの精神科医。

バリント（Michael Balint　1896-1970）ハンガリー生まれの医学者、精神科医。

フロイト（Sigmund Freud　1856-1939）オーストリアの精神分析学者、精神科医。

マーク・トウェイン（Mark Twain　1835-1910）アメリカの作家。

マトゥセク（Paul Matussek　1919-2003）ドイツの精神科医。

マルクス（Kari Heinrich Marx　1818-1883）ドイツの経済学者・思想家。

ヤンツァーリク（Werner Janzarik　1920-）ドイツの精神病理学者。

ライプニッツ（Gottfried Wilhelm Leibniz　1646-1716）ドイツの哲学者、数学者。

ラボリ（Henri Laborit　1914-1995）フランスの外科医。


内沼幸雄（一九三五―　）精神科医。帝京大学名誉教授。

臺弘（一九一三―二〇一四）医学者、精神科医。

笠原嘉（一九二八―　）精神科医。名古屋大学名誉教授。特定医療法人桜クリニック名誉院長。

神田橋條治（一九三七―　）精神科医。医療法人有隣会伊敷病院。

木村敏（一九三一―　）精神科医。

小出浩之（一九四三―　）精神科医。

多田富雄（一九三四―二〇一〇）免疫学者。

つげ義春（一九三七―　）随筆家、漫画家。

土居健郎（一九二〇―二〇〇九）精神科医。

藤田博史（一九五五―　）精神科医、形成外科医。医療法人ユーロクリニーク理事長・院長。

星野弘（一九四五―　）精神科医。星野メンタルクリニック院長。

湯川秀樹（一九〇七―一九八一）理論物理学者。

安永浩（一九二九―二〇一一）精神科医。

再録　統合失調症の陥穽

1

　ここでいう陥穽―落とし穴―とは、患者にとっての落とし穴でもあるが、治療者、研究者あるいは社会にとっての落とし穴でもある。

　私は、統合失調症が「心理的な落とし穴である」というのではない。しかし、統合失調症はどこかに人間を呪縛するところがあるのではないだろうか。患者をも、治療者あるいは研究者をもである。

　統合失調症については、いわゆるプロセス・モデル、すなわち、ある病的過程が自己を貫徹して、最後は荒廃状態に陥るのであって、そうならない場合は幸運な偶然によるのであるというモデルは、再発を繰り返しつつ、時にはもとの健康状態に回復しないこともあるという再発モデルに大幅に席を譲った。再発モデルにおいては、病的挿間状態のその都度の自然回復性という概念が織りこまれている。そして、再発防止のために、発病過程を見直すと同時に、回復過程をも吟味して、回復を妨げる要因をできるだけ知るようにすることが実践的に重要であるということになる。

実際、プロセス・モデルにおいても、晩期寛解という事態が古くから言われてきた。そういう可能性が語られるようになっただけでも、プロセス・モデルを修正して、可逆的過程であるが時々に難可逆的であるというモデルを取り上げる必要があるだろう。

ここで、まったく実践的見地から命題を転倒させて、ひょっとすると統合失調症は本来なおりやすいものであるけれども、それを妨害する要因が時には非常にたくさんあるので、結果としては遷延することが少なくないという考えもありうるのではないか。こうしてみればどうだろう。これは途方もない言い草と思われるかもしれないが、多くの重症の感染症はこの場合にはいる。一発必中の感染症といえば、狂犬病の次になかなか思いつかない。

ここで、プロセス・モデルが陥りやすい悲観論が、自己実現性予言の性質を持っていることを指摘する必要があるだろう。自己実現性予言の持つ陥穽とは、ある事態を予言することによってその事態の実現性を高めているのに、そのことに気づかないで、かえって予言の正しさが裏付けられたと思うことである。特に疾患の場合には悲観論をとるほうが治療者の地位は揺るがず、周囲も納得しやすい。当人さえも、しばしば、己の病いを軽くみなされることを脅威と感じる。たとえば、十分の介護が得られず、社会的義務免除が正当化されないことは時には病者にとって脅威である。したがって、悲観論は一般に容易に反駁されない構造を持っている。すなわち、これ自体が一つの陥穽である。これに対して楽観論というものは、非常に反駁されやすいものである。研究者あるいは治療者としては、楽観論を唱えて傷つき嘲笑されるのは耐えがたいことである。しかし、治療者の威信が傷つく反面、悲観論のような悪循環に陥る心配はない。楽観論に自己実現性予言の性格があれば、これは良性の自己実現性であり、もっけのさいわいである。世に「パスカルの賭」というが、これは「神がある」か「神がない」かの賭けにおいて「神がある」に賭けるとプラスかゼロであるということ、ひらたくいえば「だめでもともと」ということである。すべての楽観論がそうではないが――たとえば相手を甘くみて手遅れになる場合とか――。悲観論が強固な場合は、無理にでも楽観論の立論可能性を探ってみるのがよいと思う。無理にでもというのは、一般に悲観論のほうが、一つの必然として精密に理論化しやすいということがあるからである。おそらく、楽観論が悠々と理論化できる場合はそもそもいうまでもない場合である。真剣に問題になる場合には、この自明の安全性が出発点ですでに脅かされているのである。

危機の危機性に注目した理論は異常に患部を拡大してみせる傾向がある。そして、理論化自体の中にも陥穽がある。それは生物学的精神医学であろうと、現存在分析であろうと、精神分析であろうと変わらない。理論というものは、その信奉者を「わが仏尊し」といわせるように追い込む性格を持っている。これはそれだけで陥穽である。精神療法家も、この陥穽を免れるとは限らない。実際、いかにも平凡な事実ながら、おのれの対象の重大性を、すべての専門家はそれぞれ強調するものである。さらに、治療者の場合、対象とする事態の悲劇性を過度に感受することも、悲劇の実現性を高める副作用を持つであろう。

再発モデルは、なるほど、より楽観論的で、自然回復力というものを前提とするものであるけれども、自然治癒力を中心に据える場合には、漢方から最近の神経内分泌免疫相関論まで眺めわたしてみても、総論的なものから足を一歩踏みだすことがなかなかむつかしい。この困難の一部は、回復というものの本性によるものかもしれない。回復というものは、一つの要因を除去しただけで起こるものではない。時にそうみえる場合は、他の要因が無傷であるという特別の場合である。ある程度以上広がり、ある期間以上持続した異常事態は、主要な多くの因子が正常化しなければ解消しない。つまり、全体として地力がついてくるというのが回復なのである。経済の破綻と回復との間にある非対称性にも、この本性が現れている。破綻は急激で少数の因子によって起こりうるが、回復は徐々に起こり、全体的なものであることが多い。一つの会社でも一国でも、おそらく世界全体の経済でもである。だから回復過程は、研究自体が破綻過程よりも困難である。

ドイツの精神科医コンラートは統合失調症特異的なものとして「ポテンシャルの喪失」ということを言っている。これは、マインド（精神）が「シューブ」から元の水準に戻らなくて残遺状態となった場合の説明原理である。元の水準に戻れなかった場合は「ポテンシャル」が失われていたからだというのである。これでは同語反復ではないか。一般に精神医学におけるエネルギー論はもっとも未分化な領域である。CT上の脳室拡大も目下は同程度に未分化な示唆にとどまっている。もっとも、未分化だということは問題そのものが存在しないということではない。

こういう場合には、迂回路をとるのも一法であろう。すなわち、どのように瑣末的であれ、一見迂遠なものであれ、回復の足をひっぱる因子、発病へののめりこみを促す因子を探ってみることである。その中に、われわれが左右しうる因子があれば、これはもうけものである。よいかもしれなくて、有害でないもの、あるいはほぼ取り返しがつく程度に有害である方法は何でもやってみる価値があるだろう。同時にいくつもやってはみのらないだろうし、順序もあるだろうし、段階によって可能不可能が分かれるものもあるだろう。そういうことを全部含んだ上でのことである。また、絶対に無害なものは世の中にないかもしれないが、ある程度以下の有害性は、人生において遭遇せずにいられない事態の有害性と同等あるいはそれ以下であるだろう。そういう場合には、われわれは、なさざるの害のほうに思いを致すべきであるだろう。実際には、多くの場合、有害な事態を回避するには、患者に拒絶の権利があることを告げるだけでじゅうぶんであり、さらに、有害な場合は自然にやらなく（やれなく）なることも少なくない。私が絵画を使う理由はさまざまあるが、その一つに、有害な場合には自然に描けなくなるような工夫が比較的容易だからである。

逆にいうと、言語的精神療法には、この自然的な歯止めが乏しいという欠点が現れる可能性がある。精神科医・神田橋條治が指摘した「拒絶能力の弱さ」もその一部であろう。語ることは一般によいことではなくて、ある条件下にのみよいことなのである。

2

統合失調症には、ひょっとすると、ある呪縛力あるいは誘惑力さえあるかもしれないと思うことがある。もし、そういうものがあるとすると、これは大きな陥穽である。患者も治療者も、病いはただ厭わしいもので、後ろ髪を引かれることなどないと考える。しかし、実際には常にそうだろうか。この呪縛力は、しばしば、患者あるいは治療者の士気沮喪と裏表の関係にある。呪縛力は悲観論の上に繁茂する。もし、自然回復力が何であれ、そういうものが働きうるならば、その間、患者と治療者の士気を維持するということが重要なプログラムになってくるはずである。老齢患者あるいは老齢でなくとも癌患者の士気を維持することが重要なプログラムになっている現在、われわれ精神科医ももう一度考えなおす必要があるのではないだろうか。

統合失調症の持つ陥穽の、治療者側の要因については、すでに述べた。患者の側について、便宜上、発病の初期から順を追って概観する。

まず、臨床的発病に先駆して、すべての場合にではないが、安永浩が「(柄に合わない)一念発起」、遡ればコンラートが「自己価値に関して中立的な行為を行わなくなる(平たくいえば自己価値向上あるいは破壊を伴う行為をもっぱらとする)」、サリヴァンが「昇華的再定式化 sublimatory reformulation」と呼んだ事態がしばしば観察されている。私も、かつてこれを、現実に効果を生む「無理の時期」と幻想的な結果しかもたらさない「焦慮の時期」とに分けた。いずれにせよ、それまで目立たない、自己主張をしない人がにわかに活性化されることである。例を挙げるまでもないことであろう。最初から無効な努力である場合もあるが、しばしば、最初は努力が成果を生み、本人にとっても周囲にとっても長年満たされなかった夢が叶ったとされることがある。卑近な例でいえば、成績中クラスの子がトップに躍り出たりする。

神田橋は、鬱病について、そのつらさは、何よりもまず、これまで自分がもっとも得意として（自他ともに許して）きた能力が真先に障害されることであると述べた。そのとおりであろう。この表現にならえば「ひとが統合失調症の発病にずるずると入り込むのはかねがね自分が持ちたいと願っていた能力あるいはそうなりたいと思っていた状態が実現するかにみえる――時には一時的にほんとうに実現する――ためでもある」といえるかもしれない。

この辺の事情を原子炉事故にたとえてみると、鬱病の場合とは、原子炉の暴走を抑えるために制御棒がたくさん加えられた状態である。もっとも得意な能力がもっとも真先に抑えられるのは、得意な能力がもっとも危険なものであるからかもしれない（実際、統合失調症の場合も、自閉などは、これに似た生の努力であるかもしれない）。チェルノブイリの原子炉事故で感銘を受けたのは、爆発の直前には出力は平時の四五〇倍以上に上がっていたということである。工学的構造には、常に安全率を掛けるということがあって、橋梁などは最大荷重の五倍くらいであると聞くが、原子炉は安全率を数百倍に置いているということであった。

ソ連の技術者が出力を故意に増大させようとしたかどうかはともかく、原子炉に似て、中枢神経系あるいはマインドというものは非常に重要であって、また暴走するときわめて危険なものであるから、自然はこれに数百倍といった大きな安全率を掛けているかもしれない。

慢性統合失調症の場合に、前頭葉の萎縮があるとか、血液供給の不足があるなどの示唆がある。一般に、これは病的事態の反映であると暗黙のうちに合意されているようだが、制御工学的見地からは、同じくらいの確率で、別の仮説が成り立つであろう。つまり、システムの暴走を抑制するために血液の供給を低下させるという対応がなされるが、これは短期間には有効であっても、異常事態が解消しないままにこの対応が持続すると、やがては萎縮が現れてもふしぎではないという説明である。これは、たまたま血液の供給が低下したというよりも洗練された仮説であるかもしれない。

いずれにせよ、血液の選択的供給低下という事態は何らかの中枢神経系内の血液分布を制御している機構があることを仮定している。私はその研究がどこまで進んでいるのかを知らないけれども、脳動脈が終末血管系（樹枝状の行きどまりであってネットワークを作っていない）であるという、脳血栓や脳出血を重大なものにしている解剖学的構造には、きめ細かな血液配分制御に有利であるという利点が挙げられよう。自然は準備しているのだ。実際、終末血管系でなく血管網である場合を考えると、これは局所制御には向かないだろう。

できる子や創造性の高い人は安全工学的な立場からみるとしばしば問題があるのかもしれない。

創造性と自己破壊とはほとんど楯の両面である場合がある。実証性にうるさい心理学者アイゼンク夫妻がc因子（創造性因子）とp因子（サイコチシズム——精神病性——因子）とは正の相関があり、逆にn因子（ニューロチシズム——神経症性——因子）とは負の相関があると主張していることが思い合わされる。コンラートは、事態が解消して緊張が低下すれば、彼のいうトレマ（発病準備状態）は発病に至らないで終わるといっている。実際、事例性を帯びずに終わるとか、あるいは正の事例性を帯びて讃えられることが少なくないだろう（たとえばH・F・エレンベルガー（エランベルジェ）の「創造の病い」——これを経験した後には以前よりも断定的・権威的・定言的になるという。ちょっと心配な話ではある）。発病にどんどん接近してゆく場合とは、その方向へと加速する因子があって、しかもその危険に気づかない場合であろう。この因子はしばしば平凡な劣等感にすぎない。時には周囲の称賛を渇望してきたことであり、稀には「ついにほんとうの自分になりつつある」という現在の過程の理想化であり、ひいては宇宙大への自我肥大指向であり、あるいはやや通俗な権力欲求であり、ある場合には慎重さの不足である。

「うかうかと」「柄にない」一念発起とは、どのような点でそう判定されるのであろうか。ある場合には結果論に過ぎまいが、しばしば患者に「ひとのよさ」が感じられるのも、この延長線上にあることだろう。これは、発病過程の最初の大きな陥穽である。再発の初期過程にも類似の一念発起が見られることが少なくない。慢性患者の一部にも、士気低下のためか、もはや努力を具体化することはないが「見果てぬ夢」「不死なる意志」として、この目標追求性が維持され、ついにそれが意識の全面を占めることとさえある。患者にとって非常に大きな陥穽といわなければならない。このような患者には、しばしば、(現実の教えることや中立的人物の言明など)信じてよいものを信用せず、根拠薄弱なものを信じ込むという逆転が見られる。たとえば恐怖や基本的信頼喪失が再発に先駆するような患者である。もっともそうでない患者もたくさんあり、こちらのほうが多いくらいだという印象がある。だからこの陥穽は相当部分が心理的なものであり、決して宿命的なものではないと仮定しておくほうが、その反対の仮定よりもよいだろう。

一般に、発病の責任を患者の「自覚」「自己認識」「自己規定」の希薄さに帰するのは生産的ではない。むしろ、システムの自己制御性の弱点をいうほうがよいであろう。たとえば、睡眠障害への陥りやすさであり、「前哨症候群(グロース)」あるいは私が言う「発病時臨界期心身症状」の警告力・抑止力の弱さである。問題は、この心身動揺期を越えると「人間の条件を超脱した」という感覚がしばしば生じることである。これは、一念発起のような、この世的なものではない。最初からこの超脱性を目指す場合はあるかもしれないが——たとえば宗教的鍛錬——稀である。何かを追って、あるいは何かに誘われて森の奥に入ってしまう感じである。当人が「ふしぎなところへでてしまった」と当惑することが少なくない。平凡な例では「自分はもう眠らなくても済む人間になった」「身体がまったく疲労しない」などであって、躁病との異同が問題になるが、躁病ならば世俗的なものを越えることはないといってよいだろう。実際、発病直前の一時期においては、空間も時間も短縮して、遠くの山も手にとれるごとくであり、生涯が一望のもとに見渡せて、死までの距離はひとまたぎであるかのように実感されることがある。臨床的発病直前の自殺には、このような場合がありうる。

一般に、人間の多くは自己自身を超脱したいという願望をどこかに秘めて生きているということができるかもしれない。それは、社会的位置の場合もあるが、人間の条件のもっとも動かしがたいものをも超え出たいという場合もある。この願望が努力なしに実現するとは誰も思わないことであろう。しかし、臨床的発病の直前には、この制限も撤回され、いわばにわかに頭の上のつかえがとれて青天井の下に立つという感覚を持つ。実際には、ハンガリー生まれの英国精神科医バリントのいう「現実吟味の最初の段階」である「内面と外面の区別」さえ怪しくなっていることの結果なのであって、ただ、一部の人だけがこれをことばで表現するのであろう。逆の極には、感覚化、すなわち、強烈な光あるいは音が発生したが、それが内面なのか外部世界の出来事なのかわからないという、やはり発病直前の現象があるのであろう。

再発の場合には、その直前に「ほんとうに治った」ような気がして薬をやめ、通院もしなくなることが少なくない。私は次第に「ほんとうに治った」感覚があるのであって、単に社会的・個人的屈辱にもとづく「意地張り」ではないと考えるようになった。完全治癒感と再発準備状態に入った時の感じが似ているのは治療上とても困ることである。この治癒感は時には「人間の条件という病いから治癒した」という感覚かもしれない。少なくとも、一部の人間は、患者であろうとなかろうと、人間の条件を一種の病いと感じ、それから治癒することを秘かに願っているかもしれない。これも一つの罠であろう。

臨床的発病の最初期には非常な恐怖があるらしい。それに比しては、その後に現れる種々の現象の恐怖などはものの数でなく、だから患者は後続する現象からの離脱をさほど望まないのであるという見方がある。これを重視したのはサリヴァンである。しかし、この恐怖さえも、ただ逃れたいだけのものではない場合がある。この恐怖――ある患者によれば奈落の底に落ちる感覚である――にも時には「ついに実在に触れた！」という強烈な感覚があるらしい。この感覚はまったく言語を超えたものであって、いうにいわれない「おそろしいもの」であるが、その強度と純度とは、これまでのすべての体験、全人生を虚妄と思わせるほどのものでありうるらしい。実際には、過去をふり返っては「あそこにもう一度立ち戻りたい」という強烈な願望を抱き、回復した現在を「楽ではあるが偽りの仮の表層的な人生である」として喜べない人が確かにいる。時には毎回、この願望を数年にわたって語ってやまない人さえある。

薬物の与える生命感覚がどこか真実性を欠いているということも確かにある。そこで、服薬がやむをえないことを承知しながら、なお「あの時」の実在に触れた感覚から薬物によって遠ざけられているという苦々しい事実を承服しかねるとする人もある。ある人々は苦々しいが現実であるとして、納得しないまま回復の生を生きるのであるが、ある場合には、断固薬物との闘争を行うことになる。精神病院に多年入院している慢性患者でさえも、薬物との闘争を断念しているわけでは決してない。精神病院におけるニコチン消費の激しさは単に退屈あるいは苛立ちによるものではないと私は思う。ニコチンに抗精神病薬との拮抗作用を打ち消す働きがあることは早くから報告されている。それは突然禁煙した患者が失神した例があるほどのものである。とすれば、患者が指の先を焦がすまでに喫煙するのは、薬物との闘争の一形態ではないかと疑われる。薬物と人間とが闘争すれば必ず人間が勝つであろう。薬をもってこの抵抗を圧倒しようとすれば非常な大量を要するか、多剤処方に流れるかにならざるをえまい。大量の水を飲むことも薬を薄めて流し出そうとする意識的・無意識的の試みかもしれない。生体が薬を排出しようとしてノドを乾かすということもありえよう。

抗精神病薬は「生《き》の精神病 psychose brute」を「薬物精神病 pharmacopsychose」に変えるものであるという定式化が可能であろう。後者は一種の器質性精神病であり、よりマイルドな状態である。念のために申せば、薬は脳に働くのであるが、薬の作用はその結果マインドを動かすのである。

この変化を患者が肯定するかどうかによって必要な薬の量は大幅に異なるであろう。いいかえれば、薬が起こす新しい感覚や、逆に既存の感覚の抑制などを受容すれば、一言にしていえば「患者がくすりに賛成する」ならば、少量の薬で足りることが多く、せいぜい危機的な一時期にのみ大量が必要になるだけだろうと私は思っている。残念ながら、薬は、盤石の大地の感覚をもたらさず、むしろ思考の天井が低くなった感じを与える。知能が下がるわけではないがここぞという時に考える力が出ないのである。おそらく、ここ一番という時に考え抜くと危なく、そうしないようにすることが有効な作用の一部なのであろう。思考の飛躍の足を引っ張る必要があるのであろう。健康感とは、身体病の場合も、単なる数値の正常化ではない。ある奥行き、ふところの深さ、ゆとりというものが、それに加わって初めて健康感が思考の飛躍の際にも揺るがない安定性を帯びるのである。それまでは、患者は「ゆとりのなさ」という負の状態を引き受けるかどうかという二者択一の位置に置かれる。当面われわれのなしうることは、適切な処方を選ぶ際に患者の服薬感覚の協力を求めることであろうか。せめて、患者の薬との闘争が、実は治療者あるいは施設あるいは社会との隠れた闘争であるという事態は解消したい。現実には、薬との闘争は予想よりも多く、そして、この痙攣的な闘争の続くかぎり、治療は全然進展していないといっても過言ではないからである。この闘争の期間中、あの「おそろしいもの」への郷愁を感じつづけている人も少なくないかもしれない。人は薬と闘うことにさえ生き甲斐を感じうるのであり、その際の軍旗には「実在との再接触をめざして」という文字が書かれていることがあるかもしれないのである。

4

私のみた限りでは、発病の直後の、おそろしい実在に触れたという感覚の持続期間は瞬間的なものでーーあるいは通常の時間感覚の外にあるというべきかーー、ただ、その強烈な印象が時には生涯持続するということであるらしい。

ここで、一般論的に強烈な体験の記憶の持つ特別な性質に言及しておく必要があるかもしれない。その準備としてまず記憶というものについて復習しよう。内因性精神病論においては記憶というものはあまり問題の前面に出ないことが多いように思われるが、ちょっとふしぎなことである。

記憶は主に学習あるいはその障害と関連して研究され、また「意味記憶」すなわち2×2＝4であるとか「モナリザはダヴィンチが描いた」という型の記憶が主な研究対象であるように思われる。しかし、器質性精神病においても、なるほど「意味記憶」も障害され、テストはもっぱらこの型の記憶についてなされるけれども、人格の芯を形成しているのは「エピソード記憶」すなわち「幼い時の魚釣りや兎狩りと結びついた個人的記憶」である。テストの方法が編み出しにくいということは、理論的重要性とは別個の問題である。

心因的障害においてはもっぱらエピソード記憶が問題になる。内因性精神病においてはどうであろうか。エピソード記憶が問題であるようであるが、妄想的言明は、エピソード型の個人的記憶に対して、一般記憶からこしらえられた一種のつぎはぎ細工を置き換えているともいえよう。「昨日街を歩いたら携帯電話機を持った男が行く先行く先にいた」ということはエピソード型の記憶であるが、「私はＣＩＡに監視されている」という妄想は、ＣＩＡに関する一般型の記憶（ひらたくいえば百科事典型の記憶）にもとづいている。

エピソード記憶は伝達が困難である。文脈依存的であって、多くの前提の共有が必要だからである。したがって、エピソード記憶交換の機会は貴重なものであり、しばしば非常な治癒力がある。

時代を同じくした者同士の映画や流行歌についての会話、同窓会、戦友会などにおける談話がその例である。「エピソード記憶の再生」と相互刺激は、実際、「人格の相互煤払《すす》い」である。老人が昔話をしたがるのも単なる老化ではない。ほとんど「人格とはエピソード記憶の集合である」ということさえできよう。「多重人格」の場合の「人格」とはまさに「エピソード記憶の総体」である。これに対して「意味記憶」の総体は「文化」である。老年期認知症が事例性を帯びるのはこの意味での「失文化」である。

一般に年少期のエピソード記憶が長く保持されるのは、その時期の記憶力が人格の芯を形成するからである。幼少期の「一般記憶」にはこの意味はない。三歳に般若心経を記憶しても、その子にとってはそれだけのことである。わが国の教師が児童に「よい思い出」を作るようにしきりにすめるのは暗記教育を補完したいという心情のためかもしれない。

一般に「エピソード記憶」の衝撃力は強く、しかも伝達性に乏しい。したがって、これを「一般記憶」に転換しようとする心理的傾向性は広く見られる。青年期に心理学書や小説、劇などがよく読まれ、話題にされるのも、この傾向性の現れである。精神療法とはエピソード記憶を聞くことに始まり、しばしばそれが核心となっているが、これがすなわち「人格」を尊重することになっているのである。(これに対して「意味記憶」に関する「行動療法」は「文化」に関する再強化である)。

精神病の発病過程の影響下の経験のエピソード記憶は、衝撃力の強さと伝達性の乏しさのために、一般記憶に転換しようとする烈しい傾向性を促しても不思議ではない。また、そのエピソード記憶には何らかの特別の性質があるかもしれない。

一般に烈しい情動体験のエピソード記憶の持つ特別の性質に注目したい。ベトナム帰還兵症候群の核心は、残虐な戦争体験の記憶が鮮明な静止的視覚像となって反復再来し、悪夢の中にも入り込み、長い時間の経過によっても容易に風化、変化、穏和化せず、苦悩の中心となっていることである。空襲あるいは交通事故の目撃体験、戦争の開始あるいは終結の際の情景は生涯鮮明な記憶が保たれる。年配のアメリカ国民のたいていは真珠湾の報道を聞いた時自分が何をしていたかを記憶しており年配の日本人は戦争終結の放送を聞いた時の青い空を記憶している。もっと個人的な体験もある。あるフランスの詩人は、老年時のノートに少年時代の失恋の記憶が今もかつてと全く同じ強度で蘇ると述べ「体の傷は癒えるがこころの傷は癒えないのであろうか」と自問している。フロイトが「原光景」と名付けた早期記憶も、この型の記憶である。内沼幸雄が後に対人恐怖に発展する核体験として挙げた年少時の恥体験も、これであろう。必ずしも視覚像ではないかもしれない。その最大の特徴は通常の時計的時間の静止、強度の永年にわたる保持、情動を伴う反復再来である。精神病発病の鍵体験には一見些細な体験が多いが、それはこの型の体験の性質を帯びているのかもしれず、あるいは、表現された部分は氷山の一角であるかもしれない。この型の体験は口にするだけで強い不快あるいは不気味感が即座に生じるからである。

この記憶を仮に「光景記憶」と呼ぼう。光景記憶は、記憶の入口である「感覚記憶」がそのまま凍りついたようにみえ、また、覚醒剤中毒における「キンドリング」あるいは統合失調症における臺弘の「履歴現象」と深い関連があると思われる。統合失調症の人には「光景記憶」が発達の初期に多いのか、より弱い体験を「光景記憶」化しやすいのか、いずれであろうか。特に非妄想型患者は長年の記憶を突如「あたかも真空包装されていたかのような鮮明さ」で蘇らせる。統合失調症の人に精神分析が禁忌であり、発病当時の状況や心理状態を思い出させないほうがよいというのは、「光景記憶」喚起が人格を深く傷つける可能性を持つことによるものである。

しかし、「おそろしい実在性」体験の記憶は、通常の光景記憶ではない。患者の外傷的記憶よりも強度が大きく、静止的な視覚映像を持たず、言語化が不可能である。「おそろしい実在性」の再体験を求める患者も、実際にそれが再来した時にはそれから離脱しようと苦悶するのがふつうである。妄想が去来する場合には、そのための一種の痙攣的往復運動である場合もあるかもしれない。もっとも、一般に妄想が脱落した時の患者は孤独感と徒労感とに支配され、時には死を思うものであるけれども、この孤独感と徒労感とは一般に理解しうるものであり、支持が有効であって、発病時の恐怖体験もこの例外ではない。それは妄想的体験より他者と通じあえるものである。

5

一般に、システムというものは、その現状を変更しようとする力が働く時には、システム内部にこの外力を打ち消す方向の力が発生する。あるいは、外部からの力を打ち消すような形にシステム自体が変形する。この見地からすれば、治療への抵抗はむしろ自然であり、あれこれのコンプレックスや怠惰、意志の欠如等々に帰する必要はあるまい。そもそも、どのような人間も、現状がいかなるものであれ、これを捨てて、未知の状態に移りたいと願うものはいない。薬が作りだす状態は患者には未知であり未曾有である。一般に患者は主治医を鑑定して人間的に信頼できるかどうかを決め手とする人が多いために、どう説明してよいかに苦しむことが多い精神医療が現に成り立っているのであろう。

薬でさえ、そうであるならば、精神療法にはさらに抵抗があってよいはずである。薬物は排泄されるが、強力な精神療法は消えない刻印を残す。強力な精神療法を経ても不幸にして治癒しなかった場合の患者の後を引き受けた治療者は、その副作用がどれほどのものかを知っているはずである。薬と異なり、精神療法は個人的記憶に大幅に干渉し、その内容あるいは比重と文脈的な意味とを変える。これは人格を変えるということである。これは精神療法の否定ではなく、何ごとも無条件に善ではないという平凡な事実の一例である。小出浩之や藤田博史のようなラカニストが、患者を治療者の（治したいという）欲望の対象にしてはならないという戒めを語っているのは、派のいかんを超えて聴く価値がある。患者が治療者の欲望を特に恐怖するということは、ほとんどすべての例にあってもふしぎではない。アメリカの精神科医フリーダ・フロム＝ライヒマンは、治療の成否に自己の威信を賭けてはいけないと警告し、そうするものは自己の威信を高める道具に患者を用いるものであると指摘している。「精神療法はなぜ面白いか、それは人間を変えるということが面白いからである」「治療にロマンを求める」という表現で語られるものは、個人的威信の向上よりもさらに患者を手段とする行為である。サリヴァンは「よい精神科医とは日々の糧を得るために働く精神科医のことだ」と言っている。だからこそ患者は安心できるという含みがある。

ここで、統合失調症が精神科医に持つ魅力という陥穽について語るべきである。おそらく、統合失調症が治癒しやすい病気と裏表なしに表現される時がもし来るならば、その時には精神病理学的魅力は消失しているかもしれない。現在は、少なくとも、うっかり患者の自己破壊性を引き出して、しかもその自己破壊性に幻惑されないようにしたい。その結果、一方は治そうとしつつ病いを維持し、他方は治せと要求しつつとどまろうとする相互関係となり、そのような治療者と患者とは合わせて一箇の自己維持システムとなるおそれがある。さらにわれわれは、みずからに潜む自己の地上性（この世性）を超脱したいという感情を患者に重ね合わせていないだろうか。かなりの比率の精神科医は統合失調症に〝呼ばれて〟精神科医になる。「統合失調症」は精神科医を誘惑するが統合失調症「患者」は粛然とさせることを言っておきたい。つまり「患者」に〝呼ばれる〟ほうが医者にも患者にも安全である。

6

慢性患者あるいは回復期患者は、精神病を経過した人でもあるが、急性精神病を生きのびえた人でもある。「統合失調症的な生き方 schizophrenic way of life」はさし当ってこれ一つしかないぎりぎりの妥協かもしれず、そういう不幸な場合には外からの力に抵抗するのも当然かもしれない。安心して治れる条件がない時には、心の底から治りたい、治ってよいと思わなくてもふしぎでない。あるいは「治った状態」というものが想像できなければ、治療者あるいは周囲の人たちの誘う治療への道に足を踏みだせなくても無理はない。さらに、もし「治る」ということが「病気の前の状態に戻る」ということを意味するならば、それは恐怖の対象かもしれず、あるいはもはや想像できないことかもしれない。特に年少時に発病して、病気である期間がそうでなかった時よりも長くなっている場合には「治る」という概念自体を定義し直す必要がある。私は、患者が治って働き生活している姿を脳裏に思い浮かべられない場合には治療が盲目的な治療圧力となりがちだという危険性があると仮定して自戒するようにしている。これは私なら私という治療者の側の限界であるのかもしれないが、治療者がおのれの限界を忘れないのも重要なことである。

もっとも、慢性統合失調症患者あるいは統合失調症回復者を準安定状態にあるシステムと考えるのは早計であるかもしれない。われわれは、中国伝統医学の診察法によれば、治療困難な統合失調症患者の相当数が、ちょうど起病力と抗病力とが釣り合った拮抗状態で長年経過していることを推定させる所見を示すことを知った。このように長年突っ張り合いを続けることによる疲弊は、生活臨床の言葉にいい換えれば、能動型が能動性を反復発揮して次第に潰れこんだ形であることが少なくない。彼らの多くは大量の薬を服用しつつ大量喫煙者、不定期服薬者である。意識的か否かは問わず「薬と闘う患者」である。彼らは発病以来、暦の上では時間は非常に経過しているけれども出発点で足踏みしつづけ、この足踏みに疲れた患者である。われわれは、回復よりも先にまず彼らの「士気」を再建し、回復の出発点となりうるような安定性の向上を図るのが順序であると思う。治療者が安定を指向することは、改善を指向するよりも、患者に不安を起こさせず、しばしばいっそう治療的である。多くの場合に現状維持がすでにメリットである。それほどに、一見不変のようにみえて、揺れてやまないのが多くの患者である。

7

だが、慢性患者は、新鮮例の遠隔結果である。新鮮な患者の治療はすなわち二次予防である。すでに再発モデルを採用したからには、再発から遠く、生きる充実感あるいは余裕感が大きく、周囲との折り合いがよいような治療を心がけるというようにわれわれのハードルを一段高くしてもよいのではないだろうか。それを「ソフトな治療」「やわらかい回復」と呼んでおく。最初に、統合失調症は本来回復しやすいが、それを阻む要因も多い過程であるかもしれないという可能性を述べたが、これは実は「やわらかい回復」という概念を可能にするためである。

「やわらかい回復」とはどういうものであろうか。実際には、精神科医の多くは「やわらかい回復」の例を多数経験していると私は思う。ただ、そういう例は、症例報告に向かず、精神病理学的吟味にも適していないとされているであろう。必死に治療しようという感覚が起こらず、さりとてどうでもよいというのでもない。危機には「今だ」という感覚が治療者に起こって、その時には患者との間に強い相互作用が起こるが、後に尾を引かない。「私の患者」として周囲にも私自身にも意識されておらず、他の治療者に治療を委ねることもできる。周囲との関係も、最初の発病以後かえってよくなる。たとえば夫婦仲が良くなるなど。しかし、治療者はすっかり気を抜いてはいないというふうな──。おそらく、このような例は陥穽の多くを免れているのであろう。精神療法でさえも、言語的治療というよりは、言語によって治療者と患者の意識をともに油断させて何か本質的なものがその間に相手に滑り込むようにすることである。英国の詩人T・S・エリオットは、詩の意味とは、読者がそれに気をとられているうちに本質的なものが忍び込むような仕掛けなのだと述べている。それは、サリヴァンが述べたように治療者も治療の場の一部になること、その中でドイツの精神科医W・シュルテが表現したように触媒、仲介者となることなのであろう。あるいは、木村敏のいう治療者の「治療感覚」と患者の「治癒感覚」あるいは「回復感覚」とがほぼ足並みを揃えて進行しているのかもしれない。回復過程には心身の苦痛も多く、「快」の感じにくさがそれを強化するけれども、回復してゆくという感覚には、こころよさがまったくないわけではない。実際、患者は病後の疲労の中でもまったくはそれを知らないわけではない。

多くの患者は精妙な統合失調症理論にもかかわらず、いわば一種の不条理によって回復する。「どのような統合失調症患者も百パーセント統合失調症的ではない（Jeder Schizophrene ist nicht schizophren genug）」と私はいいたい。

あとがきにかえて

統合失調症の可能性／中井久夫・森越まや

森越　第三章の終わりにもありますが、「『心の生ぶ毛』つまり、繊細さ、やさしさ、人への敏感さを残して世に棲む患者は大勢いる。生きる上で不器用でも、それを理解してくれる人もまた社会の側に必ずいる」と、先生は書いてこられました。

現在、国の精神医療制度は従来の入院中心から地域へと向かっています。退院支援の中に自立や就労が組まれ、病院から地域にでるために社会参加、そして社会に参加するために働いて自立することが目標とされます。今の時代の働き方は、一般就労でも障害者雇用の枠でも会社や組織に属して働くこと、雇用契約のある就労支援、もしくは自分で仕事をつくることも可能と思いますが、選択肢は多くありません。

「社会の多数者の途に加入するのが唯一の道ではなく、少数者として生きる道を積極的にさぐりもとめるところに一つの活路があるのではないか」という先生のお考えが、就労支援の場で働くようになってからとてもよく心に響くようになりました。その人らしい世の棲み方、統合失調症があってもその人らしい生き方があると思います。それをどのように見つけ、暮らしをつくっていくかという……。何かその奥にあるものを考えたいと思うのですが。

中井 関西人はね、働くっていうのは「はたをらくにする」という冗談を時々言う。

森越 周りを楽にする？ はたというのは周囲の人ですか？

中井 そうですね。「はた」を「楽にする」っていうふうに心掛けていればいいだろうという。

森越 誰かの役に立つということですよね。みんな人の役に立ちたいと言うのです。働くとは、時間や効率を問われてお金で換算されるものだけではなく、はたをらくにすること、周りを楽にすること。これはとても腑に落ちます。そう考えると「世の棲み方」の可能性を感じます。今日は大変ありがとうございました。

中井 いや、それは、お役に立てればいいので。ぼくは自分自身を探究してこれだけ述べたのかもしれません。つまり、限りなく似ているものを、たぶん同じところを得たと思うのです。これは人間の恐怖と憧れの入り交じったものじゃないかと思います。私はたぶん、統合失調症状態に憧れていた者だったかもしれません。いや、きっとそうでしょう。なんかつながっているんでしょうね。

森越 先生のことばを可能性の中心において、これからもみんなで考えていきます。

この企画を通して考えたこと／考える患者

私は今まで、精神病に関する本はあまり読んだことがありませんでした。患者側からの視点の本は数冊程度しか読んでおらず、医療者側の視点の本はまったく読んだことがありませんでした。初めて中井先生の本を読んだとき、その本に書かれていた言葉には驚かされました。長年患者をその目で見てきた中井先生の言葉には共感できる部分が多く、それらは私が今まで抱いてきた病気に対する考えを覆しました。私はこの本に携わったことによって、統合失調症という病気を見る目が変わってしまったことを自覚しました。同時に、自分が何を思い、何を考えているのか、改めて自分の内面を見つめることになりました。こういう経験はあまりなく、私にとってはいい経験になり、同じ職場で働く違う考えを持つ人たちの意見に感心したり驚いたりしました。

医療に携わる者が何を考えて治療を行うのか？　精神病に対して偏見や誤解が多かった時代に、患者のことをここまで考えてくれる中井先生のような精神科医がいてくれたことに感謝します。そして、私はその時に何を求めるのか。患者を取り巻く世間の風を冷たく感じることもありますが、どんな時代でも人の心は温かいのだと分かりました。

この本は医療者側と患者側との二つの視点からの言葉が紡がれ、今まで知らなかった仲間たちや医師の考えや想いを知り、私はたくさんのことを学びました。ありがとうございました。（綾）

精神科に「胸の苦しみをなくしてほしい」ということだけで入院したので、幻聴はあったけど、空耳のようなものでした。ほかの人はすごい統合失調症の経験をしていると思いました。でも、考えてみると僕の「胸の苦しみ」も原因不明の神経の病気だとも思います。不思議な病気とその経過の観察のおかげで僕たちの退院があったと思う。

統合失調症の経過をたどることで、自分がなぜこの病気になったかが腑に落ちた。もう少しはやく知る機会があったら病気にならなかったとも思う。(ウナム)

この本の企画を初めて聞いたとき、半信半疑でした。SNSの時代になって著名人との距離も近くなったかのような幻想を抱くこともありますが、本書を通しての中井先生との関わりは、本の著者に感想を書くという形とは違っていました。私にとって本との新たな付き合い方で、恵まれた患者なのかもしれません。ただ、ひとたび出来上がれば一つのプロトタイプになります。本書が次なる企てを呼び込む触媒になりえるでしょうか。不器用な形でまとめられた、あまり類例のないような本、私には十分刺激的な話でした。冒険航海の乗組員のような感じでこの本に関わり、期待されていた役割をどの程度果たせたのかはあまり自信がありません。患者が医療者とともに先生の本を読み、どう読まれたのかが活字になって、それはどんな意味をもつのでしょうか?

私のかかりつけの主治医は忙しく、他の患者さんとの対応に追われて、ぼろぞうきんのような感じになっているようで、はたから「時間とって一緒に中井先生の本を読み込みませんか」と申し出ることは思いつきさえしません。私と主治医との相性はそこそこよく、これまでも人間的に信頼できる主治医ばかりでした。でも、どの主治医にも時間というものは足りていなくて、診療室でじっくり話す機会はありませんでした。その状況を考えると夢のような時間でした。この企画が一つの型になって、いろんなところで形を変えながら、患者と医療者が本を読み合わせたり、そこからコンテンツが作られるという流れも出てきたりということを望みます。中井先生、ありがとうございました。（エピンビ）

中井先生の本を拝見して一番印象に残るのは、先生の統合失調症患者へ寄せる優しい思いやりのこもった視線です。先生は患者を診察の対象として即物的に診ておられるわけではなく、患者一人一人を個性を持った人間として見ておられるということです。特に「心の生ぶ毛」という患者一人一人が持っている純粋な清純さを強調しておられる先生の言葉には大いに同感いたしました。

この本では、精神病者も生きているんだということを読み取ってほしいです。「心の平和」や「心の生ぶ毛」など響きはよいですが、それは一面であって、社会の片隅でひっそりと生きているのが日々の暮らしです。基本的人権とか生存権という憲法の条文が真に生きたものになるには、障害者も普通に社会参加して幸せになることが求められると思います。（緒田士郎）

過去の経験を言語化して、外に出すことができたことは良かったです。中井先生の本を読み、みんなで作った問いに答えていく過程で、自分自身の内面に向き合えました。また、身近に当事者と関わってきた中井先生の考え方に触れられたことも良かったです。

表なども、あせりの時期から発病までの過程などがとても分かりやすくまとめられていたので、読むだけで勉強になりました。文章も、医師の視点から見た客観的な患者の姿が書かれており、「傍《はた》からはこう見られているのか」という新しい視点・気づきも得られました。毎日薬を飲み、体調をやり繰りしていると、どうしても自分のことだけを考えがちになってしまいます。医師の考え方が分かり、「お医者さんはプロだけど、大変なんだな」と考えられるようになりました。主治医のことも考えるようになり、診察中に笑う時間が増えたのはちょっとした変化だと思います。この本に携わることで多くの気づきと学びが得られたと思います。ありがとうございました。(黄桜)

学生の頃から心の病を持つ友人と関わりがありました。友人の病気のつらさなどを理解している気でいましたが、自分自身が発病してやっと友人のつらさや悩みが理解できたように感じます。欲をいえば、中井先生の本との出会いがもっと早ければ、私も友人も発病しなかったかもしれないし、精神病の理解を深く知ることができたと思います。多くの人が、この本を手にとって発病を未然に防ぎ、統合失調症を正しく理解してほしいと願うばかりです。(栗)

この企画の話を聞いたとき、正直、難しそうだなと思いました。なぜなら中井先生の本を少し読む機会があったからです。分野はとても興味深いのですが、知らない言葉もいっぱいで私には難しく、専門的に深い内容という印象でした。しかし先生の文章に対し問いを考えると、たくさん浮かんできました。

そして選ばれた問いに対し、自分の体験を断片的に思い出しながら自分なりの答えを考えました。そのとき、今まで誰にも言ったことのない病的でどろどろとした内面が浮かびました。それを文章に表現することで頭を占めていた苦しみの記憶が小さな過去と化しました。時間はかかりましたが、なにかさっぱりした気持ちになりました。あとは誰が読み、どう感じるのかが知りたいところですが、少しでも人の役に立てればいいなと思っています。（星礼菜）

今日は、午前中、十時半からKさんとお父さんのお見舞いに行くことになっている。なぜか自分の外面内面の声が気に食わんことに気づいた。支度しているうちに大きなゴミ袋を使い切っていることに気づいたのでコンビニに行った。ゴミ袋と缶コーヒーを購入した。帰りに道すがら、いっそのことKさんのお宅へ行ってみようかという気になって、S団地の坂をえっちらおっちら上って、お宅に到着。呼び鈴を押したが、反応なし。そのまま引き返してきた。するとどうだろう？　鼻の通りが良くなると、内面の声も良くなってきた。noisy というが、nose も調子次第である。アパートに入り大きなゴミ袋を広げてペットボトルやら缶やらを収集した。『看護のための精神医学』を読んでたらこんな文章が書けました。（のせ）

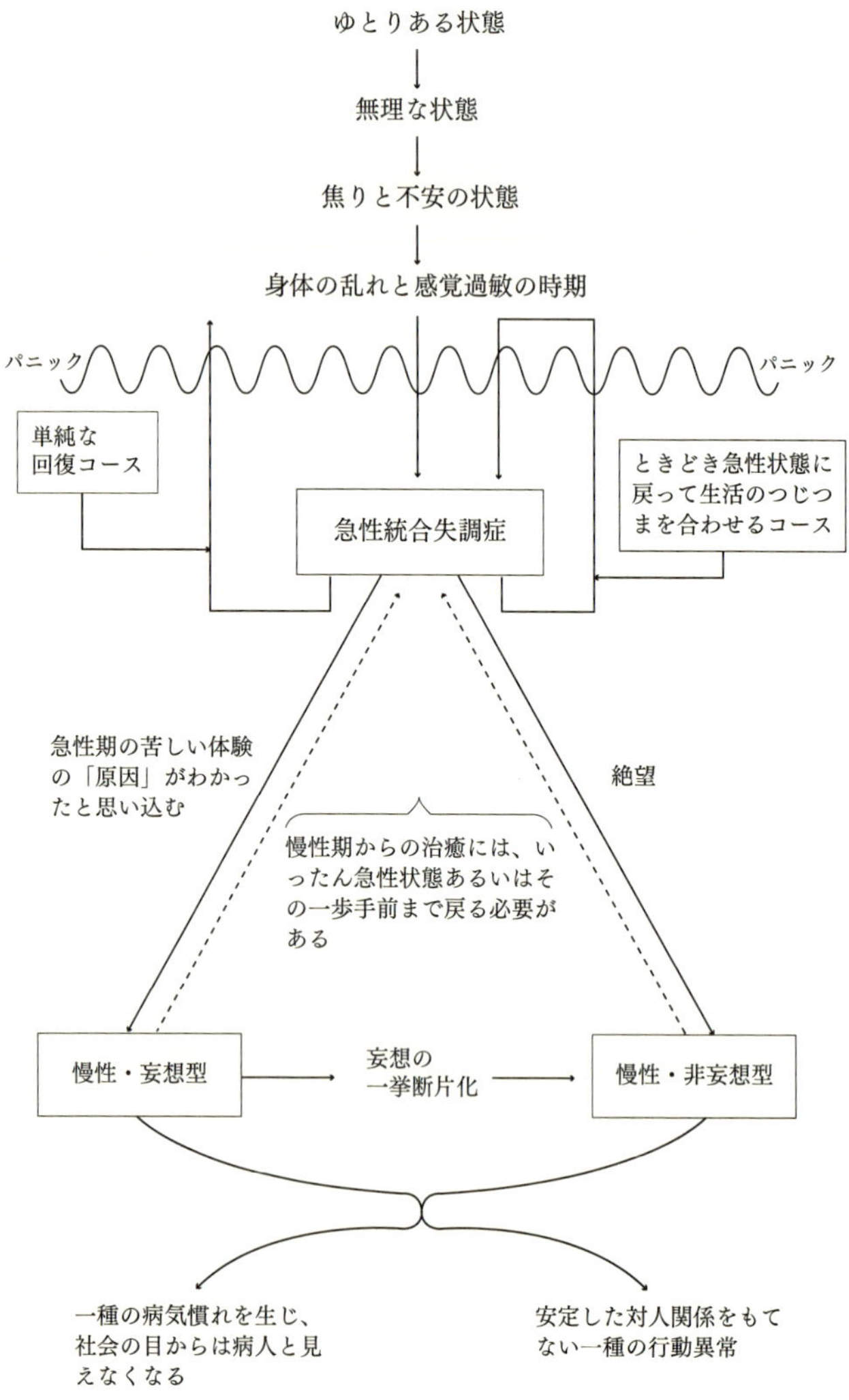

図１　統合失調症の経過（ごく大まかに）

表１　統合失調症の発病過程（⇆は可逆性を表す）

発病に先行する諸段階 余裕の時期	励起状態 ↓ ⇄	無理の時期	失調状況 ↓ ⇄
“正常”“健康” くつろぐことができる		力のこもった，力んだ，構えた，“突出した”状態，努力感の持続	
世界対自己の分裂が弱い，ましてや両者が孤独の中で対決することはない 自己身体はもちろん，身近の事物や親しい人物は，対象というより自己の延長		対決すべき対象，追求すべき目標がある いくぶん「自己」は外界とはっきり分離したものとして印象される．「自分」意識の突出，その反映としての「ライバル」 次第に目標追求に役立つことしかしなくなる．しかし現実的努力である	
「自己価値感情に関して中立的な行為」（コンラート）が可能，たとえば趣味，雑談ができる		「ゆとり」に代わって「あせり」． しかし，このあせりは現実的対象を失っていない	
一般感覚・身体感覚および社会的感覚としてのゆとり（余裕）を感じている （発病しやすい人は“余裕”の質の脆さ，あるいは失いやすさがあるのでは？） ↓ 統合失調気質者に即していえば，警戒的安定感が保証されている 恐怖の対象との十分な（物理的・心理的）距離 （誇大的幻想との関連においては猶予の時期）		（発病しやすい人は大問題に正面からとりくもうとする．しばしば解決には不必要にもかかわらず．） ↓ 統合失調気質者に即していえば「ついに現実をめざす努力を開始した」「今までの自分は半分眠ったようなものだった」と感じ，人が変わったようになる シンタグマティック・アイデンティティー しばしばこの「一念発起」は周囲に賞揚される	
↓ 突発時にも中程度の対応可能 → シンタグマティック・アイデンティティー（しばしばオセアニックな）		→ 特定の予期した事態に対して最大限の対応 不意打ちに弱くなる，そして，統合失調気質者は「危機の局地化」が苦手である	

焦慮の時期 ⇄ 発病時臨界期 → いつわりの静穏期 →

焦慮の時期

ワナにおちこんだ感じ，蟻地獄に入り込んだ感じ，力量感の減少，不安の顕在化

追求目標が現実的でも何度もディスメトリーをくり返す
外界はしきりに兆候的なものが氾濫する．現実的行動の漸次停止，努力感の稀薄化

次第に予兆，予感に敏感になる．努力はしばしばそれにふりまわされて彷徨的となる

次第にあせりの目的，理由がわからなくなる
（発病しやすい人はパニックを起こしやすい，まだ病前体験が豊かでない．救助を求めず，引きこもる）
↓
「あらゆる可能性の分枝の分枝まできわめ，ホワイト・ノイズとまぎらわしい微かな兆候を捉えようとする
そしてそこから一つの，幻想的全体を構築する」

→通常の強度のハプニングにも対処しにくくなる

発病時臨界期

心気的不安，不穏，実際に悪夢，自律神経症状など

身体病ではないかという感じをしばしば起こして医者を訪れる
追求の一時停止

不眠
悪夢
下痢
便秘
悪心
嘔吐
発熱
胸骨部不快感
血圧上昇
眼圧上昇
心悸亢進
頭痛
身体的熱感
感染症
またはカゼ症候群
失神発作
けいれん発作

セネストパチー
（頭の中がパチパチ音をたてる
頭の中の糸がはりつめて切れそう
頭の中がプツンといった）

いつわりの静穏期

自己身体感の消滅
極度の疲労感とそれを否定する超絶感との共存

これらの身体症状の消失
(不眠を除く)
代わって
感覚とくに聴覚が過敏
一般に警戒的過覚醒

身体の非物質感
時に奇妙な身体感覚，ただし，抵抗感索漠感の消失
主観的には努力感から成就感（それと徒労感の共存）
統合失調症的 fugue
世界を一望の下に眺める感じ，世界の秘密を了解した感じ――しかし口に出していえない
未来も過去もほとんど手の届く近さに感じられる

「亡霊のざわめき」
(頭の中のさわがしさ，いそがしさ)

表2　統合失調症の寛解過程
（身体治療，言語的・非言語的精神療法の影響下において）

急性統合失調症状態　(apophäne u. apokalyptische Phase: K. Conrad, "precritical period")

世界の記号学的特性

(1) 世界が signifiant の総体と化する
(2) 自己が signifié と化する――
「まなざされ」「語りかけられる」だけでなく「読まれる」
(3) Connotation/dénotation のヒエラルキー崩壊
前者の後者に対する優先
（Vorrang der Wesenseigenschaften ――Matussek）

心理的空間

(1) 構成的心理空間の成立不可能
(2) 投影的心理空間の符号逆転――
「inkblot を読む」から「inkblot に読まれる」へ
(2)の系：serial paradigmatic choice の不成立→夢の二次的加工の不可能性
(3)　自己身体像の崩壊
(3)の系：社会的慣習系の解体（M. Mausse の仮説よりの帰結）

世界定位

(1)　破瓜病的定位……世界解読の放棄．なすことなき直面
(2)　緊張病的定位……世界の側に属することによる背理的二元性の止揚
(2)の系―1 " 世界 " と同期化する（緊張病性興奮）
(2)の系―2 世界の「一部」と化する石化 petrifaction（緊張病性昏迷）
(3)　妄想病的定位……背理性を無視した強引な世界解読

経験と行動

(1)　カイロス（kairos）的時間の崩壊
すなわち過去と未来を現在の相において統合する「歴史的意識の解体」．すべての系列的進展過程の停止
*　破瓜型的時間……「瞬間、瞬間、瞬間……」への解体傾向
**　緊張型的時間……クロノス的時間の解体―「死・再生」「時間逆行体験」（K. Conrad）
***　妄想型的時間……強迫的反復 éternel retour に堕する傾向

臨　界　期　(critical period)

身体的基底とその意識化

“統合失調症的ホメオスタシス”の崩壊

自律神経性の警告システムの活動再開

→非調和的活動…自律神経発作の頻発、薬物副作用の一過性増強、身体疾患の好発など、一般に侵襲後不調和振動反応 réaction oscillante désharmonique post-aggressive に類似した過程の出現

一過性の脳波異常、ときにてんかん様発作

夢が自律系を involve する→「臨界期悪夢」

情動の身体的表出の再開

身体的変動の覚知性への反映再開

焦燥を自覚する程度の余裕感

経験と行動

漸進的“脱反復強迫”(妄想型)

その系：妄想の消失(“dé-forclusion”)

→攻撃性などの一過的奔騰

急激な圧迫感消失＝自由度の恢復(破瓜型)

→“心理的潜函病”すなわち圧迫感消失による逆説的自我境界消失(→不安・再燃の可能性．また一過的なフワリとした優越感)

分利的快癒感(緊張型)

おそらく内省の可能化—生々とした病的体験(K. Conrad)，幼時体験，発病直前の体験の詳細な言語化がなされる．絵画においては深い現存在照明がなされる．夢においても同様

世界定位

統合失調症的定位の解体

心理的空間

構成的心理空間の急激な再生(枠と中心化の出現)

投影的心理空間の符号正転

夢の二次的加工の再開

自己身体像の再生—はじめは怪物的あるいは無機的・機械的

急性統合失調症状態　(apophäne u. apokalyptische Phase: K. Conrad, "precritical period")

(2) 比較的無傷なもの―公理指向的なもの，すなわち，あいさつ，数学，記号，碁．これに反して外的内的事象は新しい「経験」として自我に統合されない．問題を局地化することの不能

身体的基底とその意識化

"統合失調症的ホメオスタシス"

自律神経系・睡眠覚醒系による警告システムの停止

身体とくに自律神経系の攪乱が覚知性 awareness に反映しない

情動が表情筋の変化を惹起しない

おそらく緩衝性の減衰．たとえばストレスは直ちに内分泌系をうごかす

「屈伏」でも「反撃」(H. Laborit) でもない第三の状態

超限的焦慮感

精神生理的逆説性：脳波異常を解消する方向に薬物を使用すれば統合失調症性は強化されるらしい

寛解期初期　(early period of remission, or postcritical period)

身体的基底とその意識化

不調和振動反応の鎮静

anabolic-parasympathicotonic な準定常状態の持続．ときに vagal symptoms

精神生理的順当性：脳波異常を解消する方向に薬物を使用すれば一般に寛解過程が促進される

臨界期脳波異常の分利的あるいは渙散的解消

しばしば消耗感，集中困難，しかしひとりでいる時には余裕感

経験と行動

「繭に包まれた感じ」("intrapupal sensation")―内的外的事象からの軽度の離隔感（遠方で生起している感じ，はっきり感じられぬ感じ，水中のできごとのような感じ）から明確な離人症まで．突発事への対処不能．言語活動の低下（臨界期と対照的な）しばしば次第に統合にむかう夢の系列（カイロス的時間の再生のはじまり）

心理的空間

型特性の顕在化，すなわち―心理的空間に偏る傾斜的再生（緊張型をのぞく）

parasyntagmatism (chimerotropism) ……妄想型

anti-paradigmatism (axiomatotropism) ……破瓜型

自己身体像の再生（怪物性消失し、弱々しい身体表徴）

臨　界　期　(critical period)

世界の記号学的特性

逆説的事態の消失

〔注〕：臨界期の体験はおそらく急性統合失調症状態にもまして言筌を絶したものであり，ほとんど言語化されたことがないのではなかろうか

寛解期後期　(advanced period of remission, or later period)

身体的基底とその意識化

精神活動の身体的対応完成にむかう．anabolic-parasympathicotonic な準定常状態から次第に調和的振動に．日周差など cyclic phenomena の出現．自律神経的警告への聴従掉尾の自律神経症状とともに消耗感および集中困難消失

全体として円滑に特記すべきことなく経過．人間関係の存在下での余裕感

経験と行動

季節感の恢復（「幾年かぶりに春を感じます」「先生！秋ですね」）―カイロス的時間の再生が昼間の意識に達する．「繭に包まれた感じの消失」（しかしそれはしばしば挿間的危機を構成する）

攻撃性の自我への統合の試み

夢機能の恢復．すなわち精神的衝撃事に意味的に対応する夢とその中での象徴的あるいは試行的解決がおこる．平穏な時期には昼間日常事のくり返しの夢．言語活動は次第に活発となり，言語の発見論的 heuristic な使用が可能となる．神経症的遺残状態の漸進的克服．挿間的危機の克服．とくに再発の最初期の名状しがたい微細な感覚の習得と有効な対処．ある程度突発事への対処が可能となる

心理的空間

型特性の不顕性化．尖鋭な axiomatotropism ないし chimerotropism は消褪し，syntagmatotropism に統合される

心理的空間の社会化と意識化（戦略化）がおこる．一般に葛藤はこの戦略によって心理的距離をとるか（空間的戦略）、猶予期間をとって解消をまつ（時間的戦略）方途をとる

■著者略歴

中井久夫（なかい・ひさお）

1934年奈良県生まれ。京都大学医学部卒業。神戸大学名誉教授。精神科医。著書に『中井久夫著作集―精神医学の経験』全6巻別巻2（岩崎学術出版社、1984-91年）、『家族の深淵』（みすず書房、1995年）、『統合失調症』全2巻（みすず書房、2010年）など多数。他に文学、詩、絵本など幅広い分野で、英語、ギリシア語、フランス語、ドイツ語などの翻訳書がある。
2013年文化功労者に選ばれた。

中井久夫と考える患者シリーズ1

統合失調症をたどる

二〇一五年十一月十一日　第一刷発行
二〇一七年　四月十一日　第二刷発行

編　者　中井久夫と考える患者制作委員会
監修・解説　中井久夫
発行者　川畑善博
発行所　株式会社 ラグーナ出版
〒八九二－〇八四七
鹿児島市西千石町三－二六－三F
電話 〇九九－二一九－九七五〇
URL http://www.lagunapublishing.co.jp/
e-mail info@lagunapublishing.co.jp

装丁　鈴木巳貴
本文イラスト　星礼菜

印刷・製本　シナノ書籍印刷株式会社
定価はカバーに表示しています
乱丁・落丁はお取り替えします
ISBN978-4-904380-46-8　C3047

働くことと回復

■川畑善博
381円

西日本新聞の連載コラムをまとめた本。出版という職種で就労支援をはじめた著者が、患者とともに働く意味を探っていく。

統合失調症から教わった14のこと

■中山芳樹
800円

統合失調症によって教職を辞した著者は、仕事、家族、家を失いながらも心の病と向き合う。大学での講演録も併録。

幸せな職場のつくり方
—障がい者雇用で輝く52の物語

■坂本光司研究室
1,500円

全国7,000以上の会社を視察した著者が、障がい者雇用に尽力する52社を厳選し、感動秘話を紹介する。「よい会社」の条件が覆る。

泣いて笑ってまた泣いた

■倉科透恵
1,200円

統合失調症を抱えて都会で働く女性が、日常を等身大に描く。軽快でユーモラスな文体が新たな統合失調症観をつくりだす。

風の歌を聴きながら

■東瀬戸サダエ
1,600円

「統合失調症は私の財産」と語る著者が、病いとともに生きた半生を、短歌を織り交ぜ温かな視線でたどる。

勇気をくれた言葉たち

■編集／ラグーナ出版
950円

全国の患者から寄せられた、精神病の孤独や絶望から救ってくれた言葉を収録。あなたの心に響く言葉がきっと見つかる。

統合失調症体験事典

■竜人
1,200円

発症時の恐怖、急性期の幻覚や妄想を生き抜いた著者が、それらの現象を医学用語に頼らず患者の側から定義していく。

世界はなにかであふれている

■竜人
1,000円

幻覚がつくりだした日常の奇妙にねじれた時間を、統合失調症を生き抜いた著者が、詩、小説、つぶやきの形式でリアルに描く。

価格は本体価格（消費税別）。お問い合わせはラグーナ出版まで。

シナプスの笑い ― 精神障がい体験者がつくる心の処方箋　　継続刊行中

号	主な特集の内容	本体価格
1	回復するってどんなこと／How to 退院	476円
2	こころの平和／ストレス対処法／お笑いお悩み相談室	648円
5	働くということ／ノンフィクション精神科事典【体験者版】	667円
6	病院にいくまで―変だな？と思ってから	762円
7	親しくなること／友愛フェスティバル―患者と家族の体験発表	
8	精神病体験における自信について／映画『精神』	
9	見えない病ゆえの悩み／看護師会にて講演―幻聴と共に生きて	
10	とっつきにくさについて語ってみた／統合失調症を生きる	
11	対人関係をＳＳＴで語ってみた	
12	あなたを救ってくれた言葉、勇気づけてくれた言葉	
13	就労で大切なこと―精神障がいを抱えながら	
14	精神科診察のコツ―困ったことをどう伝えるか	
15	ともに働く社会を目指して―坂本光司先生を迎えて	
16	ブータンからしあわせを語ろう／体験者研究	
17	はたらくよろこびをひろげよう／障がい者と街	
18	東日本大震災から精神科医療保健福祉の復興に向けて	
19	人を幸せにする会社（坂本光司）／福島便り－震災後の心のケア	
20	これからの精神科病院／福島便り―今日、仮設住宅から	
21	心の病気になって途方に暮れたとき、私はいかに生き抜いたか	
22	統合失調症とともに生きる	
23	リカバリーと支えあう仲間たち	741円
24	恐怖からの脱出と芸術の役割／心の平和について	
25	シナプスの笑い・ラジオ版／待つ時間・追いかける時間	
26	統合失調症とはどんな病気か?―中井久夫を患者の視点から読み解く	
27	クリニックで精神科医療を考える（工藤潤一郎）	
28	グループホームでの実践から医療、支援について考える	
29	人との距離のとり方	
30	精神障がい者の休み方調査	
31	精神障がい者が働く現場レポート／うつが教えてくれたこと	

＊３号・４号は品切れ。

価格は本体価格（消費税別）。お問い合わせはラグーナ出版まで。